AF403520

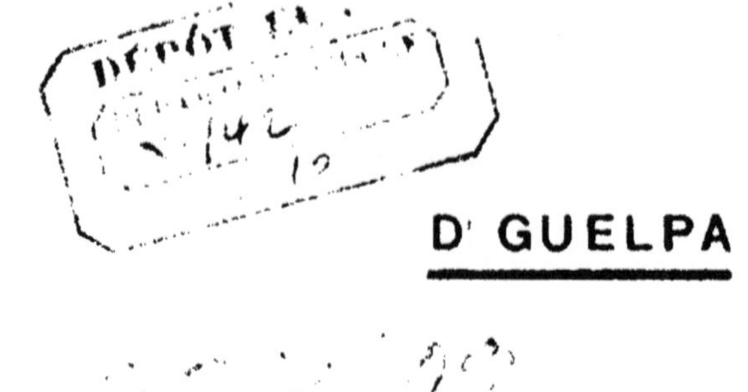

Dr GUELPA

Autointoxication

et

Désintoxication

Quod scripsi cuxi.

O. DOIN ET FILS, éditeurs, PARIS

Autointoxication

et

Désintoxication

Principales publications du Dr G. GUELPA

TRAVAUX DE MÉDECINE :

De la galvano-caustique en chirurgie.
Contribution à l'étude de la terpine et du terpinol.
Des injections hypodermiques de sels insolubles de mercure.
Contribution au traitement de la diphtérie.
L'angine diphtérique.
De la fausse membrane de la diphtérie.
Quelques idées sur le traitement de la diphtérie.
Les irrigations trachéales dans le traitement du croup.
Il croup, quale deve esserne la cura.
Recherches sur la pathogénie et sur le traitement du tétanos.
Traitement de la tuberculose dans les sanatoriums.
Les sanatoriums dans la cure de la tuberculose. (Rapport à la Société de Médecine et de Chirurgie pratiques.)
Le crachoir de poche du Dr Guelpa.
Calvitie et canitie, hygiène des cheveux.

AUTRES TRAVAUX :

De la nécessité d'une langue scientifique internationale.
L'assistenza mediante il lavoro.
Proposta di Segretariato del Popolo alla Beneficenza Italiana.

EN COURS DE PUBLICATION :

Les Médecins et la Société.

AUTOINTOXICATION

ET

DÉSINTOXICATION

PAR

LE Dr GUELPA

Quod scripsi vixi.

COMMUNICATIONS ET DISCUSSIONS

AUX SOCIÉTÉS DE MÉDECINE ET DE THÉRAPEUTIQUE

PARIS

OCTAVE DOIN ET FILS, ÉDITEURS

8, PLACE DE L'ODÉON, 8

—

1910

A MON CHER NEVEU

LE DOCTEUR LOUIS RÉGIS

COLLABORATEUR SAVANT ET DÉVOUÉ

JE DÉDIE CE TRAVAIL

PRÉFACE

La médecine, a-t-on dit, est une science d'observation ; c'est aussi et plutôt une science d'interprétation : un fait ne vaut que par les déductions que l'on en tire.

Un maître en thérapeutique, Dujardin-Beaumatz, avait constaté, en 1880, par des expériences précises, qu'une maladie aiguë évolue d'autant plus promptement vers la convalescence que le malade perd plus rapidement et plus régulièrement de son poids. Avant lui, les empiriques *naturistes* avaient déjà affirmé que, dans les affections chroniques, ne guérissent vite et bien que ceux qui maigrissent sous l'influence du traitement. Voilà le fait.

Quant à l'interprétation, les naturistes, gens simplistes, l'avaient donnée en disant que cet amaigrissement est dû à l'expulsion de « substances étrangères » entretenant la maladie. L'explication nous paraît vraie. Aujourd'hui, en effet, il est scientifiquement démontré que, lorsque l'organisme ne peut plus brûler, neutraliser ou éliminer la totalité des déchets issus du mouvement vital, il les dilue par réduction d'eau dans les tissus et les « dépose » dans les points où la circulation est peu active, afin d'éviter une saturation toxique des humeurs qui compromettrait immédiatement l'équilibre fonctionnel constituant la santé, — d'où un engraissement ou tout au moins une augmentation de poids qui se dissipe quand, par une thérapeutique appropriée, on provoque une décharge des « matières usées » ainsi accumulées.

Se basant sur ce raisonnement, le Dr Guelpa a institué une méthode de traitement destinée à déterger aussi rapidement et complètement que possible les organismes qui sont en cet état d'intoxication latente. Il l'a pendant quinze ans, expérimentée sur lui-même et sur de nombreux malades, et nous expose aujourd'hui les résultats de sa pratique. Ils sont brillants et ses observations sont convaincantes pour qui veut les lire sans s'étonner de la hardiesse des procédés employés.

Cette méthode consiste dans une diète hydrique de deux à six jours, associée à des purgations quotidiennes : la *diète*, afin d'affamer l'organisme, de le mettre dans l'obligation de brûler ses toxines et ses vieux tissus ; des cellules nouvelles se développent à la place des anciennes : il y a renouvellement des tissus, rajeunissement des fonctions ; les *purges*, afin de calmer les malaises résultant de la privation de nourriture, de désinfecter le tube digestif et de drainer vers l'intestin les résidus immobilisés dans les coins les plus reculés de l'économie. A notre avis, leur action est encore plus complexe : pendant le jeûne, l'appareil digestif, d'absorbant qu'il est en temps normal, se fait éliminateur et les purges ont pour effet d'empêcher les résorptions des produits qui cherchent une issue par cette voie. Aussi partageons-nous l'opinion du Dr Guelpa qui veut qu'on les associe toujours à la diète, lorsqu'on prolonge celle-ci plusieurs jours.

Ainsi qu'on peut le prévoir, la méthode de notre confrère trouve en médecine de nombreuses indications, notamment dans les maladies par ralentissement de la nutrition. L'une d'elles a été particulièrement étudiée par le Dr Guelpa, qui lui consacre toute la première partie de son livre; nous voulons parler de diabète, plus exactement du diabète arthritique.

S'appuyant sur cette constatation que les régimes qui réussissent le mieux dans cette maladie se ramènent tous à une réduction plus ou moins déguisée de l'alimentation, le Dr Guelpa a soumis systématiquement ses diabétiques à la diète accompagnée de purgations, et cela sans craindre l'amaigrissement tant redouté par les malades et les médecins. L'expérience lui a donné raison : non seulement la glycosurie cède avec une rapidité étonnante, mais les forces renaissent et le diabétique cesse de l'être au sens clinique du mot.

Les observations de l'auteur en font foi, Longuement discutées à la *Société de médecine de Paris* et à la *Société de thérapeutique*, elles ont été le point de départ de controverses et de communications importantes, relatées dans cet ouvrage, et qui jettent un jour tout nouveau sur nombre de questions encore mal élucidées à l'heure présente.

Tel est, dans ses grandes lignes, le livre du

Dr Guelpa. Il est essentiellement évocateur d'idées ; c'est le meilleur compliment qu'on puisse en faire.

Ajoutons qu'en le lisant on ne peut s'empêcher de penser que la médecine d'autrefois — diètes et purges —, pas plus que le bon sens, ne perd jamais ses droits. Un peu de science éloigne... d'Hyppocrate, beaucoup de science y ramène.

Dr L. PASCAULT

Cannes, le 1er février 1910.

AVANT-PROPOS

Il y a un an, j'ai communiqué aux Sociétés de Médecine et de Thérapeutique, le résultat de vingt années d'observations et recherches cliniques sur l'importance capitale de la désintoxication en hygiène et en thérapeutique.

Accueillie avec surprise d'abord, longuement discutée ensuite, ma thèse, grâce au concours de mes éminents argumentateurs, et par les faits qui, chaque jour, la corroborent, m'a semblé mériter l'examen et le contrôle du monde médical.

C'est pourquoi je l'ai exposé en cette publication. Les discussions, qu'elle a déja soulevée, lui ont donné un tel développement, que j'ai cru indispensable de les reproduire ici. Quelques redites en sont résultées, que le lecteur voudra bien excuser.

Février 1910.

AUTOINTOXICATION

ET

DÉSINTOXICATION

CURE DU DIABÈTE

*Naturam morborum
Curationes ostendunt.*

Depuis une quinzaine d'années je me suis occupé à différentes reprises de la question de l'amaigrissement scientifique. J'ai été amené à ces recherches par les expériences de notre regretté ancien président Dujardin-Beaumetz, sur la variation du poids des malades, particulièrement dans la fièvre typhoïde. Avec son élève le Dr Stackler, il avait démontré par les graphiques d'une bascule enregistreuse, sur laquelle posait le lit du malade, que la dothiénentérie évoluait d'autant plus favorablement et promptement vers la guérison que l'amaigrissement était plus régulièrement rapide jusqu'à la disparition de la fièvre, c'est-à-dire jusqu'à l'extinction de la maladie. Ces expériences, qui ont été, par la suite, comme un phare dans le cours de ma longue pratique médicale, prouvaient de façon pour ainsi dire mathématique que

la maladie est surtout déterminée et entretenue par
une quantité de produits de fermentation et par des
déchets de tissus intoxiqués, que le corps doit éliminer avant de pouvoir revenir à la santé. De sorte
que plus tôt cette élimination se produit et plus tôt
le malade est guéri.

Cette constante relation entre l'amaigrissement et
le retour à la santé dans les états fébriles, m'a paru
devoir également exister pour les états qui sans être
vraiment pathologiques ne sont pas absolument
hygides. Convaincu de l'exactitude de cette induction,
j'ai voulu me rendre compte des difficultés et des
avantages qu'il y aurait à pratiquer une cure d'amaigrissement. A cet effet j'ai entrepris une série d'expériences sur moi-même.

Contrairement à ce qu'on pourrait supposer *a
priori*, la cure de privation peut être supportée, je
ne dis pas agréablement, mais acceptablement pendant plusieurs jours sans de trop grands inconvénients. On souffre, il est vrai, de mal de tête, de
délabrement de l'estomac, de vertiges, de prostrations
des forces. Toutes ces manifestations sont plus
accentuées le premier jour que les suivants. Mais ces
malaises assez pénibles, uniquement dus au simple
jeûne, disparaissent presque totalement, si on a le
soin de se purger abondamment tous les jours. Dans
ce cas, surtout si la cure est faite pendant la saison
chaude, elle est généralement supportée avec la
plus grande facilité et, il est à noter que plus on la

répète et plus on l'endure facilement. Les résultats, jamais mauvais, sont plus satisfaisants qu'on ne pourrait le supposer.

OBSERVATION I. — Il y a une dizaine d'années, un de mes clients qui était atteint de diabète gras à 100 et quelques grammes de glucose, et à qui j'appliquais sans succès le traitement de Bouchardat, me demanda s'il lui serait possible malgré son état de santé de contracter une assurance sur la vie. Naturellement, je lui répondis aussitôt qu'il ne fallait pas seulement y penser. Puis, comme j'avais déjà pratiqué nombre de fois l'auto- expérience du jeûne complété par la purgation, et que je commençais à en connaître la portée, il me vint à l'idée que rationnellement la cure, que je répétais précisément en ce moment, pouvait être utile et rapidement efficace contre le diabète. Je proposai donc à mon malade de vouloir s'y soumettre. Quoiqu'un peu à contre-cœur, il accepta mon conseil et l'exécuta consciencieusement. Mais quelle fut sa récompense! Dès le soir du deuxième jour, la liqueur de Fehling ne réduisait plus ses urines et, le troisième jour, il pouvait hardiment se présenter au médecin de l'assurance, qui ne put trouver d'empêchement à son admission.

Ce succès vraiment expérimental m'a engagé à poursuivre avec plus d'ardeur ces recherches, au point de vue physiologique. Les résultats, qui ont dépassé de beaucoup mes plus favorables prévisions, font l'objet d'un travail que je dois publier prochainement. Mais, dès à présent, je tiens à en extraire quelques observations ayant pour objet la cure du diabète et qui s'ajoutent à la précédente. Elles sont très récentes et suggestives. Je vous demande la permission de vous les résumer sommairement.

OBSERVATION II. — M. B., 45, rue Montorgueil, quarante ans. tailleur; fut traité par moi il y a quatre ans pour diabète à 100 grammes. Acharné au travail, il s'était insuffisamment soigné, et il lui était resté de l'essoufflement, de l'affaissement des forces, de la bouffissure et une respiration rebelle et abondante (il était obligé de changer de linge de corps trois ou quatre fois par nuit). Dernièrement, une toux très pénible lui fit craindre une complication tuberculeuse. L'examen de la poitrine révéla de la congestion broncho-pulmonaire généralisée et l'analyse des urines indiqua une densité de 1.026 et 6 grammes de sucre pour deux litres d'urine. Comme il me paraissait remplir les conditions favorables pour la cure de privation, je lui prescrivis de prendre quotidiennement, pendant trois jours, une bouteille d'eau de Janos chauffée, de s'abstenir pendant ce temps de tout aliment, de boire à volonté des infusions de thé, de queues de cerises, de menthe ou tout simplement de l'eau. Le résultat fut si heureux que le malade, enchanté, accepta de répéter la cure après trois jours d'une alimentation modérée. A la suite de cette seconde cure, c'est-à-dire moins de dix jours après le commencement du traitement, dix jours passés, non au lit, mais au travail, on ne constatait plus rien d'arnormal dans la poitrine, le malade ne toussait plus, ne transpirait plus, n'avait plus de sucre et il travaillait aussi bien que jadis. Je l'ai engagé à se soumettre de temps en temps à cette cure de privation pour assurer l'affermissement de sa santé.

OBSERVATION III. — La troisième observation, encore plus intéressante que la précédente, est celle de la comtesse T... J'ai déjà eu l'occasion de soigner cette dame, il y a une dizaine d'années, d'un diabète de 300 grammes. Malade suivant très scrupuleusement les conseils du médecin, elle avait accepté la cure de Donkin par le régime

lacté exclusif, longtemps poursuivi. Elle était guérie, et
restée des années guérie. Depuis quelque temps, à cause
d'une hygiène alimentaire un peu négligée, et par l'effet
de peines et d'émotions très grandes, ses forces allaient
en diminuant de plus en plus. Elle en était arrivée au
point d'avoir toutes sortes de difficultés pour se lever sur
ses jambes de la position assise. On la voyait tout le temps
se passer la langue sur les lèvres sèches et brillantes, tant
elle suait, pour ainsi dire, le sucre, et, en effet, elle avait
d'abondantes transpirations. Par ailleurs, sa vue, déjà
organiquement mauvaise, baissait très rapidement de plus
en plus ; ce qui inquiétait outre mesure, cette dame douée
d'une culture intellectuelle rare. A cet état était venue
s'ajouter une sciatique, qui lui rendait la vie insupportable
depuis plusieurs semaines.

Après examen des urines et constatation de 250 grammes
de sucre, je conseillai à ma malade le régime lacté qui
lui avait si bien réussi précédemment. Mais il ne produisit
qu'une légère amélioration, sans modification de la
névralgie sciatique. C'est dans ces conditions que je la
soumis à la cure de réduction précipitée, malgré ses
soixante-dix ans.

Elle l'exécuta ponctuellement. Dès la fin de la première
période, qu'elle poussa à quatre jours de jeûne, il n'y
avait plus de sucre, la sciatique était pour ainsi dire disparue, les lèvres étaient redevenues humides, et la gêne
des mouvements avait beaucoup diminué. Mais elle éprouvait une sensation plus nette de faiblesse. Je lui permis
de manger modérément une alimentation variée. Dès le
lendemain, elle se sentit moins faible, mais trois jours
après je retrouvais dans les urines, du sucre en assez
grande abondance, dépassant même 100 grammes. J'engageai vivement ma malade à reprendre la cure. Comme
précédemment, il y eut un succès complet au bout de trois

jours. La malade accepta ensuite de rester pendant quelques jours au lait à la dose d'un litre, et de répéter une troisième fois la cure d'abstinence complète. Le sucre n'a pas reparu. La cure fut encore reprise et suivie d'une alimentation sobre mais variée. Cette fois, la guérison s'affirma plus solide. Ce qu'il y a de remarquable, c'est que non seulement les mouvements devinrent plus souples, que les transpirations disparurent totalement, mais l'état des yeux s'améliora beaucoup, ce qui permet aujourd'hui à notre malade, si obéissante et intéressante, de reprendre avec joie ses distractions intellectuelles. Elle est bien décidée à ne point négliger dans l'avenir ce moyen qui a été si utile à sa santé.

OBSERVATION IV. — M. P... (de Saint-Mandé), âgé de soixante-huit ans, vint chez moi, il y a un moins, dans un état déplorable. Il avait eu toutes les peines à arriver jusqu'à mon cabinet. Il étouffait, une toux très intense, avec teint cyanosé et bouffissure de la face, me faisaient craindre qu'il fût aux dernières périodes de la tuberculose, étant donné que sa femme était morte un an auparavant précisément de cette maladie et que lui-même était diabétique depuis quelque temps. A l'examen de sa poitrine on constatait une congestion généralisée de deux poumons avec toute sorte de râles à ne pouvoir rien conclure. La langue ainsi que les lèvres étaient très sèches; et outre la toux, le pauvre malade se plaignait surtout des migraines intolérables qu'il éprouvait, et qui, depuis une quinzaine de jours, l'empêchaient de prendre le moindre repos réparateur, quoiqu'il fût continuellement somnolent. Enfin il était en proie à une soif intense que rien n'apaisait. Je l'engageai vivement à rentrer aussitôt chez lui, et lui prescrivis les conseils suivants :

1° Prendre quotidiennement, pendant trois jours, une bouteille d'eau de Janos chauffée ;

2° S'abstenir totalement de tout aliment ;

3° Boire à volonté tisane de queues de cerises, de tilleul. infusion de thé, eau d'Évian ;

4° Garder l'appartement ;

5° Faire analyser les crachats et les urines.

L'analyse des crachats faite par le laboratoire municipal
nous a rassuré au point de vue de la tuberculose : il n'y
avait pas trace de bacilles de Koch. Par contre, l'analyse
des urines indiquait l'existence d'un fort diabète.
78 grammes par litre. Notre malade émettait 4 litres
d'urine dans les vingt-quatre heures, c'est-à-dire plus de
300 grammes de sucre par jour.

Je l'ai revu quatre jours après (il habite la banlieue de
Paris). Il ne toussait plus, il n'y avait plus de râles dans
sa poitrine ; à part un peu d'essoufflement à la montée,
la respiration était calme, le pouls tout à fait régulier, l'aspect extérieur presque normal. Il ne restait d'inquiétant
que langue sèche et rouge. L'analyse des urines révélait
26 grammes de sucre par litre, qui, avec émission de
2 litres seulement, donnaient un total de 52 grammes par
jour au lieu des 300 grammes de quatre jours avant. Cependant il accusait une grande faiblesse. Après l'avoir rassuré sur cette sensation assez normale, surtout après un
premier jeûne, je lui ai permis de reprendre du lait, de
l'eau et des tisanes. Mais le malade, ayant beaucoup soif,
buvait journellement de 5 à 7 litres de lait pendant quatre
jours, ce qui naturellement a rétabli une forte proportion
de glucosurie. J'ai dû faire répéter plusieurs fois la cure
totale de trois jours et réduire de plus en plus l'alimentation.

Aussi on a assisté à une vraie résurrection. De livide et
œdémateux, le teint est redevenu rose, l'œil vif et sou-
riant au lieu d'angoissé et effaré, la respiration s'accom-
plit normalement, sans aucune manifestation morbide à

l'auscultation. Les mouvements sont aisés et ne provoquent plus d'essoufflement.

J'ai revu ce malade il y a deux jours. Comme je l'avais autorisé à s'alimenter de légumes verts et de lait, il s'était permis une ration trop abondante de légumes, un litre de lait et deux œufs. C'était excessif. Malgré cela, l'analyse des urines faite à trois endroits différents (le patient est méfiant) ne décelait qu'une dizaine de grammes de glucose, et l'état général présentait toutes les manifestations de la meilleure santé.

OBSERVATION V. — Mme S... (au Perreux) est atteinte de diabète depuis de nombreuses années avec ambliopie symptomatique très prononcée. Cette dame vint me voir le 23 novembre. L'analyse qu'elle avait fait exécuter précédemment indiquait 90 grammes de sucre pour 2 litres d'urine. Mais ce qu'elle présentait d'excessivement inquiétant, c'était l'état du pied gauche. Le médius et l'annulaire avaient chacun à leur extrémité une escarre carbonisée de la dimension d'une pièce de cinquante centimes. Toute la région métatarso-phalangienne avait une coloration livide et était absolument insensible aux piqûres même profondes. C'était de la gangrène diabétique. En présence de cette situation si dangereuse, j'engageai cette dame à appliquer sans retard et sévèrement la cure de désintoxication de l'organisme qu'elle exécuta ponctuellement. Quatre jours après, le mari étant venu m'apporter des nouvelles de la malade (elle habite la banlieue), m'a annoncé qu'elle se trouvait beaucoup mieux ; et, fait plus tangible, l'examen pratiqué par moi-même de l'urine, qu'il m'avait apportée, ne révélait plus trace de sucre. Ce résultat fut obtenu en moins de quatre jours. J'ai revu la malade huit jours après sa première consultation. La cyanose de l'extrémité du pied avait été remplacée par une coloration plus vive, mais l'insensibilité

restait la même. L'état général était très bon. Je lui fis
répéter la cure trois fois. Dès la deuxième fois, la sensibilité était revenue presque totalement dans la région
métatarsienne et dans les doigts atteints par la gangrène.
L'escarre des doigts qui s'est très bien limitée et circons-
crite au derme ne tardera pas à tomber. La vision s'est
considérablement améliorée.

J'ai revu la malade il y a deux jours. L'escarre du
médius est tombée, il ne reste que celle de l'annulaire.
La sensibilité est revenue à tout le pied, quoique encore
un peu faible dans la région du premier métatarsien et
du gros doigt. Mais la malade se sentant trop bien s'est
déjà permis des écarts de régime, un peu de sucre a reparu. Elle a promis d'être plus sévère à l'avenir.

Je n'ai pas l'intention, après le grand nombre de
théories qu'on a émises sur le diabète, de profiter de
ces résultats si heureux pour venir vous en proposer
une à mon tour. Toutefois, je vous demande la permission de me servir d'une comparaison pour mieux
expliquer ma conception directrice dans cette cure
qui me semble au moins rationnelle. Dans une grande
industrie, lorsque l'approvisionnement du marché et
la surproduction occasionnent l'encombrement et la
mévente des marchandises, une direction intelligente suspend temporairement les achats de matière
première et les règle ensuite sur l'écoulement des
produits fabriqués. Si on ne procédait pas ainsi la
maison courrait inévitablement à sa ruine.

Il me paraît qu'il n'en est pas autrement dans
l'industrie du sucre de l'organisme animal. Lorsque,

1.

du fait de l'introduction alimentaire excessive par quantité et par qualité, ou du ralentissement de la combustion cellulaire ou plus souvent de l'association de ces deux causes, il y a encombrement dans les tissus et mévente, c'est-à-dire surproduction de glucose, la maison humaine court à sa perte plus ou moins rapidement, mais fatalement, si on ne se décide pas en temps à suspendre d'abord, et à régler ensuite les acquisitions gastro-intestinales. C'est ce que je me suis proposé et ce qui m'a réussi avec la cure de rapide amaigrissement.

On m'objectera probablement que ma conception est par trop simpliste. Je n'ai pas de peine à le reconnaître. Mais je pense que vous voudrez bien accepter qu'elle a à son avantage les résultats ; c'est ce qui est encore de la bonne médecine, et peut-être même de la science la plus vraie.

Enfin, pour terminer, je crois utile d'ajouter qu'en étudiant les innombrables cures qu'on a proposées contre le diabète et qui paraissent si dissemblables, je suis arrivé à dégager le lien commun, reliant tous les traitements qui ont donné des résultats satisfaisants. Que ce soit le régime lacté exclusif de Donkin, ou le régime de légumes verts et de fruits de Renzi, ou le régime carné et d'acide lactique de Cantani, ou le régime de viande, de graisse et de gluten de Bouchardat, ou le traitement par l'opium de Tommasini et de Pavy, etc., tous réalisent l'effet commun d'améliorer la combustion organique en réduisant l'alimentation, soit à cause du dégoût progressif provoqué par l'uniformité de la nourriture, soit à cause de l'action empêchante des médicaments sur l'activité musculaire et glandulaire du tube digestif. J'ajouterai, de plus, que toutes ces méthodes ne peuvent développer leur efficacité réelle et durable qu'à la condition toujours d'être appliquées sans discontinuité et avec très grande sévérité : condition difficilement réalisable.

Or, le traitement que je propose résume et élève au maximum de puissance la qualité utile commune à toutes les méthodes précédentes. Il permet au malade de revenir au bout de quelque temps à l'alimentation habituelle mais modérée. Il va sans dire qu'il ne suffit pas d'avoir constaté une fois la disparition totale du sucre des urines pour crier à la guérison définitive du malade.

Pour rendre plus saisissant mon raisonnement, je recourrai encore à la comparaison entre le diabétique et l'industriel dont la situation est compromise. Cette situation ne sera pas définitivement sauvée, si par un effort d'économie l'industriel a pu parvenir à faire front complètement, par lui-même, à la première échéance. Il lui faudra renouveler ces efforts pénibles, mais nécessaires, jusqu'à la liquidation totale des échéances successives ; il n'aura le droit de reprendre la vie aisée que, lorsque par ses économies accumulées, il aura refait un capital suffisant. Autrement, il resterait toujours à la merci de la moindre fluctuation du marché.

De même si un diabétique à peine guéri ne savait pas compléter, par des efforts répétés de désintoxication, son capital nécessaire d'énergie vitale, la moindre émotion, un peu de fatigue, une alimentation insuffisamment restreinte, etc., ramèneraient fatalement sa glycosurie.

Soyons donc sévères au début, insistons ensuite à intervalles de plus en plus espacés sur cette gymnastique des fonctions digestives, et nous aurons presque toujours la satisfaction d'assister d'abord au relèvement régulièrement progressif et rapide de l'état général, et plus tard à la disparition complète et durable de toutes les manifestations diabétiques.

DISCUSSION

M. Linossier. — A plusieurs reprises, depuis quelques années, j'ai insisté sur les heureux effets de la restriction de la ration alimentaire globale chez le plus grand nombre des diabétiques [1], et lutté contre le préjugé de l'utilité pour les malades de cette catégorie d'une alimentation abondante. Je suis donc préparé à accepter tout mode de traitement basé sur cette restriction. Toutefois, M. Guelpa me semble,

[1] Voir notamment Linossier. Quelques remarques sur le régime des diabétiques, *Journal des Praticiens*, 1902, et Linossier et Lemoine. La ration albuminoïde dans le régime des diabétiques. *Bull. de la Soc. de médic. des hôpitaux*, 1908.

en inaugurant sa thérapeutique par trois jours de jeûne absolu, aggravés de purgations énergiques, dépasser sans nécessité la mesure utile.

Une simple réduction de l'alimentation aboutirait au même résultat, un peu plus lentement peut-être, mais avec moins de désagrément pour le malade. Or, il ne s'agit pas d'une affection dans laquelle il faille aller vite, et on peut, sans grand inconvénient, mettre quelques jours à obtenir la disparition de la glycosurie.

Dans les cas où celle-ci résisterait à une simple réduction des aliments, on peut à la rigueur recourir à la pratique de Cantani qui interrompait de loin en loin, par un jour de jeûne, le régime adipo-carné qui a gardé son nom ; mais ce jour de jeûne, dont le résultat est en effet quelquefois décisif pour faire disparaître un reliquat de glycosurie résistant à une diète uniforme sévèrement réglée, est lui-même rarement indispensable. La plupart des auteurs allemands le remplacent par un jour de diète végétarienne (Gemüsetag), dont j'ai à maintes reprises constaté le bon effet.

M. BARDET. — J'appuie les observations de M. Linossier. Je crois que notre collègue Guelpa va trop loin en instituant comme règle générale, chez tous les malades, une diète absolue de trois jours. J'ai la conviction que plus d'un sujet se trouvera fort mal de pareille pratique. On ne m'accusera certes pas de faire partie du nombre des médecins qui poussent les malades à manger, puisque plus d'un m'a accusé de rationner les gens à l'excès. Eh bien ! devant les propositions de mon collègue Guelpa, j'arrive à blâmer l'excès de diète, et j'avoue que je ne m'attendais guère à cela. Mais si je suis pour le rationnement, je n'en méconnais pas moins le danger de la vacuité de l'estomac chez un grand nombre de malades. La suppression absolue d'une fonction est toujours dangereuse.

Comme M. Linossier, je conseillerais plus volontiers des séries de rationnement, quand c'est nécessaire. Il est évident que chez beaucoup de malades, sans viser particulièrement les diabétiques, un jour par semaine, une semaine par mois, et un mois par semestre de régime végétal exerceront une influence bienfaisante ; cela vaudra bien mieux que la privation brutale d'aliments pendant plusieurs jours, mesure qui est bien rarement indiquée.

M. BARBIER. — Il est difficile de juger un traitement du diabète, si on ne précise pas à quelles formes du diabète il doit être appliqué. Le régime du Dr Guelpa convient-il aux diabètes florides comme aux diabètes maigres, pancréatiques ?

M. LAUMONIER. — La question du jeûne n'est pas la seule à considérer dans le régime préconisé. Les malades sont également soumis à trois jours de purgation, ce qui contribue, certes, encore à les affaiblir, et je crains que chez des sujets ainsi déprimés et surtout diabétiques, on puisse avoir des accidents graves.

M. GAULTIER. — Je me demande si chez des sujets qui ont des phénomènes de polyphagie et de polydypsie si accentués, ce traitement est en réalité applicable. J'ai présent à l'esprit le cas d'un jeune diabétique que j'ai pu observer dans le service du professeur Dieulafoy, à l'Hôtel-Dieu. C'était un diabète pancréatique ; le sujet émettait 10 litres d'urine et 800 grammes de sucre en vingt-quatre heures.

Il me paraît difficile de faire accepter à des malades qui maigrissent si rapidement et qui ont des besoins alimentaires exagérés, un jeûne prolongé et répété.

M. GUELPA. — Je répondrai à M. Barbier en lui déclarant que, dans ma communication, j'ai entendu parler seulement du diabète arthritique, fonctionnel si vous voulez, et à laisser complètement de côté le diabète pancréatique et les diabètes par lésions organiques, tumeurs ou autres. Ce n'a été qu'un oubli, si je n'ai pas précisé ce côté de la question. Je complète la réplique aux objections de M. Barbier en lui disant que, pendant la cure, les malades peuvent normalement vaquer à leurs affaires. Pour ce qui est de savoir si les diabétiques avec lésions tuberculeuses peuvent être soumis à la cure, je n'ai pas encore fait d'expérience à ce sujet, mais je suis disposé à croire qu'ils en tireront très probablement un grand avantage.

Quant à l'objection de M. Linossier, j'avoue que je l'attendais. En effet, elle vient naturellement à ceux qui jugent le jeûne dans les conditions habituelles et d'après les idées fausses acceptées actuellement. Mais je répète de nouveau que le jeûne seul est assez pénible, comme je l'ai déclaré dans ma communication antérieure ; par contre il est très facile à supporter, si on a le soin de pratiquer tous les jours la désinfection intestinale au moyen d'une abondante purgation. La question de l'importance thérapeutique de la privation d'aliments est absolument inconnue et n'a prêté jusqu'ici qu'à des erreurs, qu'à des préjugés. Le jeûne pendant trois jours et même plus, loin d'être un procédé brutal, affaiblissant le malade, est au contraire un moyen plus facile à supporter qu'on ne peut le supposer, assurant au malade une énergie plus grande, qui se manifeste dès les premiers jours qui suivent la cure. De plus il a le grand avantage d'éteindre la faim et de modérer la soif. Cette assertion, qui paraît paradoxale, est une simple vérité de faits très compréhensible si on pense à la grande désintoxication produite par le jeûne et par la purgation. C'est là une réalité que quiconque peut facilement vérifier. Vous verrez que pendant l'abstinence et surtout après, vous serez plus agiles, plus aptes au travail et votre pensée sera incomparablement plus libre.

Ce résultat est admirable, et il est étonnant qu'on ne s'en soit pas rendu compte plus tôt : l'amélioration dépasse tout ce qu'on peut supposer, surtout lorsqu'on a répété l'expérience deux ou trois fois à de courts intervalles. J'ai une certaine pratique à ce sujet, ayant fait de l'abstinence prolongée avec purgation une cinquantaine de fois, et l'ayant fait pratiquer presque autant de fois par mes malades. Eh bien! il n'en est jamais résulté le moindre inconvénient. Toujours la santé a été bien meilleure après qu'avant la cure. Depuis que je recoure de temps en temps à ce moyen, j'ai reconquis une activité et une énergie que je n'avais plus depuis bien longtemps. Je travaille jusqu'à des heures très avancées de la nuit, je dors moitié moins, et je jouis d'une santé aussi belle qu'aux meilleures années de ma vie..

Pour vous prouver combien on supporte facilement cette cure, surtout si elle est faite dans la saison chaude, je vous résumerai une observation personnelle. L'année dernière, ayant fait un voyage au Maroc j'ai voulu revenir de Tanger à Paris dans l'état de jeûne complet. Dans ce but, j'ai fait mon dernier repas le jeudi soir 27 juin 1907, et je n'ai remangé que le mardi 2 juillet à midi (112 heures). Dans cet intervalle, j'ai pris deux purgations (limonade purgative), une à Tanger dans la nuit de jeudi à vendredi (le départ eut lieu le vendredi à midi) et l'autre le samedi soir à Madrid. J'ai bu en tout quatre tasses de thé, quatre citronnades, deux cafés et une bouteille d'eau. Il est à considérer que j'ai traversé en cette saison estivale toutes ces contrées torrides et déboisées de l'Espagne, du sud au nord. Je n'ai éprouvé qu'une sensation minime de soif, et pas la moindre indisposition de chaleur, de sueur, de faim. Je suis arrivé à Paris si bien portant, qu'après avoir pris un bain, j'ai pu repartir très aisément pour vaquer jusqu'à midi aux soins de ma clientèle, sans m'être accordé la moindre satisfaction alimentaire.

J'ajouterai encore en réponse à M. Linossier, que, puisque, à part un léger malaise, non constant, il n'y a pas d'inconvénient à pratiquer la cure de privation prolongée et répétée, je ne vois pas pourquoi nous devons laisser durer indéfiniment une maladie qui mine l'organisme, quand il est en notre pouvoir de la faire disparaître très rapidement.

Ce que je viens de dire répond aussi aux objections de MM. Bardet et Gaultier et à celle de M. Laumonier concernant la boulimie dont on doit souffrir dans un jeûne si prolongé. C'est en effet une erreur très grande de croire qu'on a faim pendant le jeûne, quand on a le soin de se purger abondamment tous les jours. Je vous donnerai un autre jour l'explication très rationnelle de cette apparente contradiction. Je tiens cependant à dire quelques mots pour tranquilliser notre cher Secrétaire général sur le danger qu'il craint de la vacuité de l'estomac. Non, ce n'est qu'une légende que nous, médecins, devons enfin détruire. Un danger existe, oui, mais seulement lorsque nous laissons se perpétuer les infections du tube digestif faute des purgations nécessaires. J'ai maintenant assez d'expérience physiologiquement et pathologiquement pour affirmer résolument cette vérité, à moins qu'on ne prolonge trop la privation d'aliments. Je compléterai cette réponse en disant, qu'après le jeûne on peut revenir à l'alimentation ordinaire sans aucune précaution spéciale, à la condition cependant qu'on ne se permette pas des abus.

M. BARBIER. — Je désirerais poser trois questions à M. Linossier :

1° Le régime de réduction est-il applicable à tous les diabétiques?

2° Ce régime est-il compatible avec l'exercice, ou impose-t-il le repos ?

3° Est-il applicable aux diabétiques tuberculeux, dont la tuberculose évolue parfois avec une rapidité et une gravité extrêmes ?

Utilité de la restriction alimentaire globale chez les diabétiques.

Par le Dr LINOSSIER (de Vichy).

Avant de répondre aux questions que m'a posées, à la fin de la précédente séance, M. Barbier, je demande à la Société la permission de lui présenter quelques réflexions sur l'utilité très fréquente de la restriction de l'alimentation globale chez les diabétiques, utilité que j'ai été amené à affirmer un peu brièvement à la suite de la communication de M. Guelpa.

Ce n'est pas une notion nouvelle, puisque Rollo, à qui revient l'honneur d'avoir le premier reconnu la nécessité de la restriction de l'alimentation hydro-carbonée, conseille de limiter l'alimentation dans son ensemble.

Prout y insiste davantage ; pour lui, « la nature des aliments est moins importante que leur quantité ». Bouchardat n'est pas moins formel. Il cite à l'appui de son opinion le fait assez curieux que la glucosurie de ses diabétiques disparut pendant le siège de Paris. Marsh, Trousseau, von Mehring, Minkowski, von Noorden, Naunyn, Kolisch, Ebstein, Seegen, Cantani, Lépine, Maurel Mathieu parlent dans le même sens. La majorité des auteurs qui se sont particulièrement intéressés à la question du diabète (j'en dois excepter quelques-uns tels que Lecorché, Pavy, Dickinson, Robin, Labbé) a donc été frappée de l'utilité de la restriction de la ration globale des diabétiques, ou du moins de la restriction simultanée de la ration hydrocarbonée et de la ration albuminoïde, ce qui revient au même, une alimentation exagérément grasse amenant vite la satiété.

Il est curieux que l'autorité des auteurs que je viens de citer ne soit pas parvenue à imposer au public médical dans son ensemble une notion, qui me semble ressortir avec évidence d'une observation attentive des sujets atteints de diabète. C'est que, comme je l'ai fait remarquer déjà dans plusieurs publications[1], cette notion heurtait plusieurs préjugés.

Le premier est celui-ci, que les besoins alimentaires du diabétique sont supérieurs à ceux de l'homme sain. Il est assez aisé de remonter à ses origines.

a) Dès les premières études sur le diabète, l'impossibilité de réaliser, même avec des rations excessives, l'équilibre nutritif chez les diabétiques maigres, la polyphagie fréquente chez les diabétiques gras devait donner, par une généralisation irréfléchie d'observations justes, l'impression que l'organisme du diabétique est insatiable.

b) Dans la seconde partie du siècle dernier, se développaient les études relatives à la ration d'entretien. Le diabétique perdant une certaine quantité de sucre par l'urine, on admit que sa ration devait être élevée d'une quantité correspondante d'aliments albuminoïdes ou gras pour remplacer le sucre perdu. On oubliait de se demander si ce sucre ne se perdait pas précisément parce qu'il est inutile : le dogme désastreux de l'invariabilité de la ration ali-

---

[1] LINOSSIER. Quelques remarques sur le régime des diabétiques, *Journal des Praticiens*, 1902. — LINOSSIER et LEMOINE. La ration albuminoïde dans le régime des diabétiques, *Bull. de la Soc. de méd. des Hôp.*, 1908.

mentaire[1] ne permettant pas de s'arrêter à cette hypothèse.

c) Le diabétique a souvent très gros appétit, et nous nous trouvons en face d'un nouveau dogme, plus funeste encore, c'est que l'appétit donne la mesure des besoins de l'organisme.

d) Enfin le diabétique est sans forces, et l'alimentation n'est-elle pas la source naturelle de l'énergie?

Dans la réalité, le plus grand nombre des diabétiques a des besoins inférieurs à ceux des sujets sains.

Il ne faut pas s'arrêter, pour s'en rendre compte, à l'observation superficielle des diabétiques florides polyphagiques. Encore pourrait-elle déjà provoquer cette remarque que le diabétique, encore capable d'élaborer une ration strictement suffisante, est incapable de brûler, éventuellement, une quantité excessive d'aliments. C'est un premier degré dans l'échelle pathologique. L'impossibilité de l'effort apparaît avant l'impossibilité du travail normal.

Où l'abaissement des besoins des diabétiques apparait nettement, c'est chez les diabétiques anorexiques, ou chez ceux, infiniment nombreux, qui, avec une alimentation ne dépassant pas la ration d'entretien normale, perdent avec l'urine 100 à 200 grammes de sucre, tout en maintenant leur poids habituel.

---

[1] LINOSSIER. De la variabilité de la ration d'entretien. *Bull. de la soc. de Thérap.*, décembre 1902.

Récemment, je publiais. avec G.-H. Lemoine, l'observation d'un diabétique qui vivait en état d'équilibre azoté, et en conservait son poids, avec une ration moindre de 1.500 calories, soit 20,5 par kilogramme. Et encore, sur ce nombre, 350 calories provenaient de l'alcool.

Je ne considère pas ce cas comme exceptionnel. Weintrand et Pautz[1] ont étudié un diabétique qui, avec une ration de 25 calories par jour et par kilogramme, engraissa en peu de temps de 6 kgr. 5.

Kolisch[2], qui a préconisé le régime végétarien dans le diabète, et a consacré à sa thèse une série d'intéressants travaux, a entretenu des diabétiques en bon état de nutrition et équilibre de poids, et même parfois avec un certain degré d'engraissement, avec une ration de 20 calories et même moins par kilogramme et par jour.

Borchert et Finkelstein[3] ont tenté d'imposer à des diabétiques et à des sujets sains un régime identique restreint. Les diabétiques seuls conservèrent leur équilibre. Les exemples analogues abondent dans la littérature.

Les chiffres les plus exceptionnels, à ma connaissance, ont été fournis il y a quelques années par de Renzi[4]. Cet auteur a publié les observations de dia-

---

[1] WEINTRAND et PAUTZ. *Zeitschr. f. Biologie*, Bd XXXII.

[2] KOLISCH. *Zeitschr. f. physik. u. diät. Therap.*, 1908.

[3] BORCHERT et FINKELSTEIN. *Deutsch, méd. Wochenschr.*, 1893.

[4] DE RENZI. *Klin. Therap. Wochenschr.*, 1902.

bétiques sans glycosurie, dont la ration put être abaissée au-dessous de 12 calories par kilogramme, et de diabétiques avec glycosurie, dont la ration (compte étant tenu du sucre rejeté par l'urine) était inférieure à 10 calories. Malgré ces régimes de famine les malades engraissaient. Il y a bien des réserves à faire sur les recherches de Renzi. Elles ne furent pour chaque sujet que d'une durée un peu restreinte, et de simples rétentions aqueuses semblent avoir donné l'illusion d'augmentations de poids réelles. Il n'en résulte pas moins une impression très nette que les diabétiques en question pouvaient se contenter d'une alimentation qui, pour un sujet normal, eussent été tout à fait insuffisantes.

Je sais bien qu'on peut opposer à l'affirmation que les diabétiques ont des besoins alimentaires restreints le fait que leurs échanges gazeux restent normaux, et qu'ils éliminent autant d'acide carbonique que des sujets sains. Il y a là une contradiction qui ne me paraît pas convaincante. Les études sur les gaz expirés chez les diabétiques n'ont en général pas tenu un compte suffisant de la quantité des aliments ingérés par les sujets; mais cette critique nous entraînerait trop loin.

Moins convaincante encore est l'objection tirée de la prétendue hyperazoturie des diabétiques. Lecorché la croyait si constante que sa constatation lui paraissait suffisante à distinguer un diabète vrai d'une simple glycosurie alimentaire. Depuis que l'on fait mieux les études de nutrition, que l'on ne se contente plus de doser les déchets de l'organisme, mais qu'on se préoccupe de les comparer aux recettes, on se convainc, à n'en pouvoir douter, que la prétendue azoturie des diabétiques est la simple conséquence d'une alimentation azotée à l'excès chez des sujets à fort appétit, privés par ordonnance médicale de tous féculents. Non seulement les diabétiques en général n'ont pas besoin d'une ration azotée excessive, mais beaucoup peuvent se contenter d'une ration inférieure à la normale. Von Noorden a maintenu pendant des semaines des diabétiques à un régime de 50 à 60 grammes d'albumine végétale par jour, et a obtenu, sous l'influence de ce régime, avec une amélioration de la glycosurie, une augmentation du poids du corps et de la quantité d'albumine des tissus [1].

On peut objecter encore que les diabétiques polyphagiques dont on tente de réduire la ration globale maigrissent à peu près constamment. Le fait est exact, je l'ai fréquemment constaté moi-même ; mais cet amaigrissement est momentané, et ne dure que pendant les quelques semaines indispensables, pour que l'organisme, habitué à un gaspillage d'aliments, s'accoutume à sa nouvelle ration.

---

[1] Je fais remarquer qu'il s'agit d'albumine végétale moins bien utilisée que l'albumine animale, et que 50 à 60 grammes de la première correspondent tout au plus à 45-55 grammes de la seconde.

Cette remarque me conduit à discuter un second préjugé, c'est *qu'un diabétique ne doit pas maigrir*.

Ici encore l'origine est facile à établir. Les premiers observateurs remarquèrent vite qu'il existe deux formes de diabète, l'une avec conservation, et parfois augmentation de l'embonpoint, *diabète gras*, particulièrement bénigne, l'autre avec amaigrissement, *diabète maigre*, rapidement mortelle. De cette remarque résulte l'impression assez juste que l'amaigrissement est chez un diabétique un signe de pronostic fâcheux. Mais il n'est pas besoin d'insister beaucoup pour établir qu'en réduisant l'alimentation d'un diabétique on ne transforme pas un diabète gras en diabète maigre.

Bien au contraire, l'obésité chez le diabétique gras est une manifestation du même trouble nutritif que la glycosurie. Sous la même influence étiologique, le sujet a accumulé une partie de ses aliments hydrocarbonés sous forme de graisse dans ses tissus, et en a laissé perdre une partie sous forme de sucre avec son urine; suivant qu'il a évolué vers l'obésité ou vers le diabète, il s'est débarrassé d'une manière ou de l'autre de son excès de recettes, et, quand nous chercherons à le guérir, nous devrons nous attaquer à la fois à la polysarcie et à la glycosurie.

Comme conclusion, un diabétique arthritique peut maigrir sans plus d'inconvénient qu'un homme sain. Le régime d'un diabétique gras doit le faire maigrir.

De toutes ces considérations, résulte pour moi la conception bien nette que l'article premier du régime de la plupart des diabétiques doit être la restriction de la ration globale, l'article second étant la restriction de la ration hydrocarbonée. Je dois ici placer la réponse à la première des questions que me pose M. Barbier. Cette restriction doit-elle être prescrite également dans les cas de diabète grave et dans les cas de diabète bénin ?

Contrairement à ce que l'on pourrait penser *a priori*, c'est dans les cas de diabète grave que la restriction de la ration globale se montre le plus immédiatement favorable.

C'est chez les sujets présentant cette forme de diabète, que l'on constate facilement une augmentation de la glycosurie à la suite de l'ingestion d'un excès d'albumine, c'est parmi eux surtout que l'on rencontre ces cas curieux de glycosurie plus variable sous l'influence de l'alimentation albuminoïde, que sous l'influence de l'alimentation hydrocarbonée.

Chez les diabétiques légers, appartenant au groupe des diabétiques gras ou arthritiques, il suffit, au contraire, de restreindre l'ingestion des hydrates de carbone pour faire disparaitre la glycosurie, et l'alimentation albuminoïde même excessive semble à première vue n'avoir aucune influence pour la faire réapparaitre. C'est ce qu'objecta

M. Marcel Labbé, quand, avec G.-H. Lemoine, je développai devant la Société médicale des hôpitaux la nécessité de réduire la ration albuminoïde chez les diabétiques Cette objection me paraît peu légitime. Je lui opposai quelques exemples de diabétiques légers chez lesquels l'influence de la ration albuminoïde se manifestait nettement ; je fais remarquer en outre que, dans presque toutes les maladies, c'est de l'étude des cas accentués que nous tirons la notion des précautions d'hygiène applicables aux cas bénins. Combien d'albuminuries ne sont modifiables immédiatement ni par l'alcool, ni par les substances riches en toxines, à qui nous en prescrivons l'abstention, précisément parce que nous en avons vu les inconvénients dans des cas plus favorables à l'observation.

Je répondrai donc à M. Barbier, que la restriction de la quantité des aliments donne dans les diabètes graves des résultats plus immédiatement appréciables, elle permet une suppression moins stricte des hydrates de carbone, et est ainsi un des moyens les plus efficaces de lutter contre l'acétonémie, souvent menaçante, mais elle doit être conseillée même aux diabétiques chez qui l'abstention des hydrocarbonés suffit à faire disparaître la glycosurie. Je ne suis même pas sûr qu'elle ne serait pas recommandable dans les diabètes très graves avec dénutrition très rapide ; mais, dans ces cas, il est difficile de résister à la tentation de soutenir de toutes manières un organisme défaillant, quelque inutile que soit l'ingestion d'aliments qui s'éliminent entièrement à l'état de sucre urinaire.

Il s'agit d'ailleurs de s'entendre sur la signification que j'attribue au mot de restriction de l'alimentation.

Je ne veux pas dire que l'alimentation du diabétique doit être insuffisante. Je veux dire que chaque sujet doit être étudié au point de vue de ses besoins alimentaires, et que doit lui être prescrite la ration minimum capable de le maintenir en équilibre. Il n'y a donc pas restriction dans le sens absolu du mot, mais il y a restriction relative ; car, sur dix diabétiques, que l'on étudiera dans le sens que j'indique, on en trouvera certainement huit qui s'alimentent au delà de leurs besoins stricts.

Du moment que la restriction est comprise comme un retour à l'alimentation suffisante, on conçoit, et je réponds ici à la seconde question de M. Barbier, qu'elle n'entraîne en général aucune nécessité de repos, et est compatible avec un exercice normal. Dans les cas de diabète grave seulement, elle peut imposer le séjour au lit.

Il me semble que la réduction régulière de l'alimentation à son minimum indispensable constitue pour le diabétique une formule de traitement diététique supérieure à la privation brusque et complète de tous les aliments pendant trois jours à intervalles plus ou moins éloignés, selon la formule de M. Guelpa.

2.

Toutefois, je ne puis nier qu'un abaissement momentané de la ration au-dessous du strict nécessaire, et même sa suppression complète ne puissent être utiles pour triompher d'une glycosurie que le dosage de l'alimentation n'a pas suffi à faire disparaître. J'ai pu constater à ce point de vue le bon effet du jour de jeûne de Cantani, et celui moins radical, mais acheté au prix d'une moindre privation, du Gemüsetag. Mais ces procédés me semblent devoir rester exceptionnels.

Il ne me reste à répondre à M. Barbier que sur un dernier point. Doit-on imposer un régime réduit aux diabétiques tuberculeux ? Il y a quelques années une telle question ne se fût même pas posée. La suralimentation semblait, dans le traitement de la tuberculose, un facteur si indispensable, qu'il s'est momentanément substitué à tous les autres. On en est revenu, et on admet en général que, s'il est utile de bien nourrir les tuberculeux, il peut être nuisible de les gaver. Cela est vrai surtout pour la tuberculose greffée sur souche arthritique, et j'ai rapporté ici même l'observation d'une jeune hépatique tuberculeuse, que j'ai guérie en substituant au régime carné et surabondant, qu'elle subissait depuis plusieurs mois, un régime d'arthritique moins abondant et moins albumineux. Sans apporter la même rigueur à la réduction de l'alimentation chez le diabétique devenu tuberculeux que chez un diabétique ordinaire, on pourra, sans imprudence, la tenter, car le meilleur service que l'on pourra rendre au malade, c'est de modifier son diabète, et de rendre ainsi le terrain moins favorable au développement du bacille de Koch.

Qu'il me soit permis à ce sujet de faire remarquer que l'on se fait une idée trop simple de l'évolution de la tuberculose chez le diabétique, en n'envisageant que les cas où celle-ci a constitué, par son évolution rapide, l'accident terminal de la maladie. Chez certains diabétiques on constate des tuberculoses évoluant avec la lenteur et l'innocuité relatives qu'elles affectent chez beaucoup d'arthritiques non diabétiques, et, tandis que, dans le premier cas, celui qu'a envisagé M. Barbier, le malade est plus tuberculeux que diabétique, dans le second, il reste plus diabétique que tuberculeux.

M. CHASSEVANT. — Dans les discussions toujours renaissantes sur la cure du diabète. malgré les progrès de nos connaissances sur la physiologie de la nutrition et sur la pathogénie des glycosuries, on confond encore trop souvent sous le vocable *diabète* le *symptôme* glucosurie et le *syndrome diabète*.

Il est cependant indispensable de faire une distinction entre les formes cliniques des glycosuries, car le pronostic et le traitement ne doit pas être le même.

Faire de la présence du glucose dans les urines l'unique base de son diagnostic, faire de sa diminution ou de sa disparition l'unique critérium de l'amélioration ou de la guérison, est une grave erreur.

Avant d'établir toute thérapeutique, il importe de faire un diagnostic exact de la cause de la glycosurie ; ce n'est pas par un simple examen qualitatif des urines au lit du malade ou dans le cabinet médical, que ce diagnostic peut s'établir, pas même par le seul dosage du glucose excrété.

Il importe de pratiquer un examen complet du bilan nutritif du malade.

La réalité de l'élimination du glucose établie, il faut établir le moment où cette élimination est maximum par l'examen des urines fractionnées, de chaque émission, au cours de vingt-quatre heures, et de situer ces maximums par rapport aux repas.

On doit en outre déterminer avec exactitude qualitativement et quantitativement les autres éléments réducteurs des urines : pentoses, acide β-oxybutyrique, acide diacétique, acétone, acide homogentisique, etc.

Il est aussi important de demander à l'analyse chimique des renseignements précis sur la nature et la qualité de l'excrétion azotée et surtout sur la désassimilation des principaux éléments minéraux : phosphore, chaux, magnésie, soufre, qu'il importe de caractériser et de doser non seulement dans les urines mais aussi dans les fèces.

C'est seulement après avoir, grâce à ces renseignements, pu classer la glucosurie observée, dans son cadre nosographique, que l'on peut tenter d'en combattre les effets par le traitement et le régime.

On ne risquera plus de renouveler les confusions entre les diabètes et les glycosuries alimentaires, dyspeptiques, arthritiques ou par intoxication.

Je suis d'accord avec Linossier sur la nécessité de réduire la ration alimentaire du glycosurique, qui en général est beaucoup trop forte, même lorsque le médecin a déja réglé qualitativement son alimentation suivant un des régimes classiques en vigueur, en raison de l'adage erroné qui veut : *qu'un diabétique ne doit pas maigrir.*

Les glycosuriques arthritiques sont de gros mangeurs, des obèses, dont le poids est très supérieur à celui qu'ils devraient normalement avoir ; il faut donc les rationner de façon à progressivement les ramener à leur poids normal.

Le régime alimentaire doit être calculé qualitativement et quantitativement suivant les règles observées par les physiologistes, lorsqu'ils cherchent à équilibrer les pertes azotées.

Il ne faut pas exagérer la ration albuminoïde, car tout excès provoque souvent les crises graves et le coma. La ration doit être calculée de façon à ce que les albuminoïdes ingérés servent seulement à la réfection de tissus et qu'aucune portion d'albumine circulante ne soit dédoublée pour servir aux besoins dynamiques ou calorifiques. Il semble en effet que c'est au cours du cycle de la destruction des albuminoïdes destinés à répondre aux besoins calorifiques ou énergétiques, suppléant au défaut des aliments ternaires, que se forment les produits toxiques qui mènent au coma final.

Cette condition ne peut être réalisée que si dans la ration le médecin s'efforce de maintenir le taux des albuminoïdes au niveau du minimum d'équilibre azoté, qu'il détermine en réduisant progressivement les quantités d'albumine de la ration et en surveillant la courbe de l'élimination azotée totale. Pour obtenir ce minimum, il est nécessaire de compléter la ration par des aliments ternaires utilisables en proportion suffisante pour apporter à l'organisme le nombre des calories nécessaires. Il faut offrir au glycosurique le maximum d'hydrocarbonés qu'il peut utiliser, valeur que l'on détermine expérimentalement ; on doit compléter le nombre des calories nécessaires avec les aliments gras.

Mais en aucun cas il ne faut mettre le malade à un *régime carné* exclusif.

C'est pourquoi, d'accord avec Linossier sur la nécessité de la restriction alimentaire, je ne puis souscrire à la méthode de M. Guelpa, qui, par ses jeûnes prolongés, met les malades en autophagie. Cette autophagie qui, chez les glucosuriques obèses, peut n'avoir pas d'inconvénient immédiat, présenterait au contraire les plus graves inconvénients chez les diabétiques vrais.

Je remarque, du reste, que, d'après la lecture des

observations des malades de M. Guelpa, il semble avoir eu affaire plutôt à des glycosuriques alimentaires, dyspeptiques et arthritiques qu'à de vrais diabétiques.

J'insiste sur la nécessité de surveiller le métabolisme des éléments minéraux, qu'il importe de remplacer dans l'alimentation par des apports de ces éléments sous forme assimilable, en quantité équivalente aux pertes.

En résumé, le régime des glycosuriques doit viser à réduire l'alimentation suivant le besoin réel de l'organisme ; à établir l'équilibre azoté minimum ; à fournir à l'organisme les calories nécessaires à ses besoins calorifique et énergétique avec des aliments ternaires, comprenant le maximum des hydrocarbonés assimilables par l'organisme malade en complétant la ration avec des graisses ; à couvrir les pertes minérales par l'apport de sels minéraux assimilables. La pomme de terre est un des aliments ternaires le mieux supporté ; il est précieux à utiliser, car, comme l'a démontré Rubner, c'est un aliment qui épargne l'albumine.

En effet, un homme de 70 kilogrammes alimenté de pommes de terre avec la ration normale de 2.600 calories ne détruit que 27 grammes d'albumine, tandis qu'avec une équivalente ration de farine de blé, la destruction d'albumine s'élève à 90 grammes.

Je n'insiste pas aujourd'hui sur les moyens d'établir et de surveiller le régime des glycosuriques ;

j'apporterai dans une prochaine séance la méthode que j'emploie et les résultats obtenus, ces travaux étant encore en cours.

M. GUELPA. — Dans la discussion de l'avant-dernière séance, j'ai dit que c'est une très grande erreur de croire qu'on a faim pendant le jeûne, si on a le soin de se purger *copieusement* tous les jours. Cela résulte nettement de la constatation que la faim disparait régulièrement après la première purgation et plus encore après les suivantes.

Ce fait, en contradiction avec nos connaissances scientifiques actuelles, parait étrange. En effet, la physiologie nous a toujours enseigné que la faim est l'ensemble des sensations qui avertissent l'homme et les animaux de la nécessité de réparer les pertes de l'organisme et les poussent à introduire dans le tube digestif les matériaux nécessaires à cette réparation. Si cette définition était exacte, la faim devrait augmenter après une purgation qui fait évacuer tout le contenu gastro-intestinal. Or, c'est précisément le contraire qui se réalise. Il suffit de contrôler le fait, ce qui n'est pas difficile, pour constater l'exactitude de ce que j'avance. Il me parait logique de déduire de cette constatation que les phénomènes qui constituent la faim, disparaissant après la purgation complète, sont incontestablement déterminés par les principes que la purgation a fait éliminer. Donc, la faim n'est pas l'expression du besoin de réparer les pertes de l'organisme, mais le cri de cet organisme gêné par l'infection et l'intoxication qui siègent dans le système digestif.

Vous pourrez aisément m'objecter que cette interprétation de la faim est erronée, comme le prouve le fait banal qu'elle disparaît précisément après l'ingestion des aliments. C'est absolument vrai ; mais cela corrobore ma thèse. Voilà ce qui se passe très probablement. Au moment de la faim, le système digestif est différemment impressionné par une quantité de déchets plus ou moins toxiques, mais en quantité modérée compatible avec le fonctionnement physiologique de l'organisme. La première fonction de l'aliment arrivé dans le tube digestif est certes d'absorber, de neutraliser les produits toxiques et de préparer ainsi la masse pour les évacuations prochaines. Jusqu'à ce point, l'aliment agit dans le même sens que la purge, mais de manière douce, agréable ; il désintoxique suffisamment la canalisation gastro-intestinale pour permettre à la sécrétion des sucs digestifs de réaliser utilement la deuxième partie du rôle des aliments, fournir aux tissus les éléments réparateurs des cellules en destruction. Donc, l'aliment a deux fonctions à remplir successivement bien définies. La première, la plus pressante, qui est d'absorber l'excédent de poison du tube digestif et l'entraîner en dehors : c'est elle qui assouvit la faim ; l'autre, moins urgente, que, jusqu'aujourd'hui, on croyait unique, fournit les éléments réparateurs.

Cette conception nouvelle de la double fonction de l'aliment nous permet de comprendre combien est réellement résistante la vitalité de l'organisme au point de vue de la simple usure de ses éléments indispensables à l'existence, tandis que cette même résistance se trouve très rapidement et fatalement influencée par les intoxications. D'où l'importance capitale de la désintoxication précoce et fréquente, comparativement au besoin réel mais non immédiat de pourvoir au remplacement des éléments en déchéance.

Il y a donc équivalence, au moins temporaire, entre l'action de la purge et l'action de l'aliment. L'une et l'autre jouent avant tout un rôle de défense de l'organisme ; l'une et l'autre remédient, dans certaines limites, aux manifestations immédiates du commencement de l'intoxication ; et, paradoxe apparent, l'une et l'autre en certaines circonstances peuvent se remplacer. Par exemple, lorsque la privation d'aliments dispose à la maladie par stagnation et fermentation pathogène du contenu intestinal, non évacué, la purgation se trouve tout indiquée pour parer aux dangers qui en résulteraient. De même, en certains cas, non fréquents, il est vrai, lorsqu'on éprouve des malaises par embarras intestinal, malaises qu'une évacuation ferait facilement disparaître, si on ne peut pas se purger au lieu de laisser *in corpore* ses fermentations intestinales augmenter leur toxicité, il est préférable de faire un bon repas composé surtout d'aliments végétaux bien cuits. Ils engloberont, neutraliseront les intoxications et disposeront à une plus prompte évacuation. Vous avez souvent la preuve de cette action de l'aliment dans la disparition rapide des phénomènes d'embarras gastrique après un bon repas, surtout quand il est suivi d'une prompte évacuation alvine.

Cette affirmation provoquera de la surprise probablement et sera vivement contestée. Mais observez bien les faits et vous ne serez pas éloignés de constater l'absolue exactitude de ce que j'affirme ; vous vous convaincrez aussi de la double fonction de l'aliment et vous comprendrez les inconvénients incontestables que présente une alimentation restreinte trop longtemps poursuivie sans désinfection et sans repos de l'intestin.

M'étant expliqué sur cette conception de la faim, j'arrive maintenant aux objections qui m'ont été faites à la séance dernière par MM. Linossier et Chassevant. Je commence d'abord par constater notre accord sur les besoins alimentaires des diabétiques. C'est en effet un pernicieux préjugé, de croire que les besoins alimentaires des diabétiques sont supérieurs à ceux de l'homme sain. Ma communication est la condamnation justifiée de cette idée. Mais où je ne suis plus d'accord avec M. Linossier, c'est lorsqu'il affirme que la réduction régulière de l'alimentation est un traitement supérieur à la privation brusque et complète, à intervalles plus ou moins éloignés, des aliments pendant trois jours, selon ma formule. Ma méthode ne présente absolument aucun inconvénient : elle n'a jamais occasionné d'accidents, quels qu'ils soient, elle est très supportable avec un peu de bonne volonté. L'immense avantage, qu'elle ne partage pas avec les autres cures, c'est que d'abord elle enraye immédiatement l'évolution du processus morbide, puis l'éteint en très peu de temps. Avec quelle autre méthode pouvez-vous en dire autant? Pourquoi donc ce moyen de combattre la maladie resterait-il exceptionnel? Franchement, je ne comprends plus. Il me parait que, *qui potest majus, potest minus.*

D'autre part, j'ai été très heureux de voir que M. Linossier, avec son expérience consommée, est d'avis que, même pour le diabétique tuberculeux, l'alimentation doit être réduite. De là au procédé du jeûne scientifique par intervalle, il n'y a plus qu'une question de degrés. Je ne crains pas de prédire à M. Linossier qu'avec la simple réduction sans désintoxication de l'intestin, il aura de fréquents insuccès, qu'on attribuera toujours et uniquement à son insuffisance de nutrition. Par la désinfection bien faite et répétée de temps en temps, il mettra l'organisme en condition de lutter moins difficilement, et les résultats seront certainement plus favorables.

M. Chassevant nous a exposé avec la plus grande érudition ses idées théoriques au sujet de la physiologie et la pathogénie du diabète. Mais j'ai le regret de lui faire observer que toutes les conditions, qu'il juge comme indispensables avant de   océder au traitement du diabète, sont rarement ré...isables. Je pose, franchement, la question à vous tous, mes chers collègues. Combien de vous ont été à même de réaliser les conditions de M. Chassevant, combien de vous auraient même la possibilité scientifique et matérielle de les réaliser? M. Chassevant oublie que, même dans certaines cliniques des Facultés, il est presque impossible de réaliser tous ces desiderata. Qu'est-ce, alors, dans la pratique médicale courante? Je suis loin de contester que, si j'avais des savants de la valeur de M. Chassevant pour m'éclairer dans mes applications thérapeutiques, je serais le premier à utiliser les résultats de leurs analyses. Mais les savants de la valeur de M. Chassevant sont exceptionnels et ne sont pas à la portée de tous les malades.

Faudrait-il donc renoncer au traitement parce que toutes les conditions scientifiques ne seraient pas réalisées? même quand les faits démontrent de la manière la plus évidente l'influence indiscutablement très heureuse du traitement? Je ne le crois pas.

Dans la discussion académique de M. Chassevant, je ne trouve rien au point de vue clinique qui puisse contredire sérieusement mes idées et les faits que j'ai rapportés.

Je suis parfaitement d'accord avec lui lorsqu'il estime que le seul dosage du glucose excrété ne doit pas constituer l'unique critérium du diagnostic et du pronostic de la maladie. C'est pour cela que j'ai insisté précisément sur la modification si profonde et si heureuse de l'état général, parallèle à l'amélioration de l'excrétion glycosurique.

Pour ce qui est du danger de l'autophagie, qui, dans le jeûne scientifique, mènerait au coma, je lui ferai la même réponse que j'ai faite à M. Bardet au sujet du danger de la vacuité de l'estomac. Ce n'est qu'une légende, légende incontestable, si on a le soin de prévenir les intoxications de provenance intestinale. Ma cinquième observation en est une démonstration évidente. En effet, ma malade, qui jadis était une diabétique grasse, avait profondément maigri les derniers temps. Elle pouvait donc bien être classée dans les vrais diabétiques de M. Chassevant, chez qui, d'après lui, l'autophagie serait un grave danger.

Nous pouvons donc être rassurés sur ce péril imaginaire.

Persuadons-nous que l'organisme délivré des intoxications et des apports alimentaires par la voie digestive sait bien détruire et comburer successivement et suffisamment ses éléments les plus compromis et les moins indispensables à la continuation de la vie. Les faits que je viens de citer le démontrent de la manière la plus évidente.

M. Barbier. — En résumé, la discussion a porté sur deux points :

1° Elle a établi que les diabétiques n'ont pas besoin d'une alimentation excessive ;

2° Elle a abordé la question de la tuberculose compliquant le diabète. A cet égard, il serait peut-être utile de préciser ce qu'on entend par réduction de la ration chez les tuberculeux diabétiques. Sans doute, il ne faut pas gaver les tuberculeux, mais il ne faut pas en déduire que l'alimentation de l'homme normal est suffisante pour eux. Chez les tuberculeux *en poussée de tuberculose*, les déchets urinaires en urée et phosphates sont en général supérieurs d'un tiers à celui des sujets normaux. C'est un fait que M. Boinot et moi avons constaté d'une façon constante chez les enfants tuberculeux soumis à un régime identique. Leurs dépenses étant exagérées, passagèrement tout au moins, leur alimentation doit être proportionnellement supérieure. A cet égard, faites par un autre procédé que le mien, les recherches physiologiques de M. Laufer sur la ration alimentaire du tuberculeux concluent dans le même sens.

Chez les diabétiques porteurs de lésions tuberculeuses en évolution, il y a peut-être une réserve à faire quand on parle de restriction du régime alimentaire. Quant à l'évolution de la tuberculose elle-même, chez les diabétiques, il paraît bien que dans certains cas elle n'est pas aussi sévère qu'on le dit généralement.

M. Linossier. — Je ne voudrais pas qu'une phrase

incidente, dans les quelques réflexions que j'ai
exprimées devant la Société à l'occasion de la communication de M. Guelpa, fût inexactement inter-
prétée. Quand j'ai dit que l'on était revenu de la
suralimentation dans le traitement de la tuberculose,
je n'ai pas voulu prétendre que cette affection fût
justiciable de l'alimentation restreinte, puisque j'ai
ajouté : « On admet en général que, *s'il est utile de
bien nourrir les tuberculeux,* il peut être nuisible
de les gaver. »

Il est certain qu'il y a quelques années l'utilité du
gavage chez les tuberculeux était presque un dogme,
et, pour beaucoup de médecins, il n'avait pour limite
que la révolte des organes digestifs. C'est cet excès
qui a disparu, et on semble être revenu à la formule
plus rationnelle de nourrir les tuberculeux selon
leurs besoins. Comme, chez ces malades, ainsi que
l'a démontré M. Albert Robin, les combustions sont
plus actives que chez les sujets sains, la ration alimentaire devra être souvent chez eux supérieure à
la ration moyenne; mais de là au gavage, il y a
loin.

Pour en revenir à la tuberculose des diabétiques,
je suis très heureux de voir que M. Barbier, qui a
une grande expérience de la tuberculose, admet,
comme moi, la possibilité d'une évolution torpide de
cette affection chez certains diabétiques arthritiques.
Si, le plus souvent, cette évolution est exceptionnel-
lement rapide et constitue la phase terminale du

diabète, il faut savoir, pour éviter de porter un pronostic impitoyable dans tous les cas, qu'il n'en est pas toujours ainsi. Je soigne actuellement un diabétique qui présente, depuis plus de quinze ans, un foyer de tuberculose sous la clavicule gauche, sans que la lésion ait fait des progrès sensibles, et sans que l'état général ait fléchi plus qu'il ne l'aurait fait sous l'influence du seul diabète.

E. Deschamps, de Rennes. — Je fais, depuis près de quinze ans, la cure, par le régime alimentaire, des maladies de la nutrition, en particulier du diabète arthritique ou fonctionnel, et je puis rapporter des observations dans lesquelles les résultats sont aussi heureux que ceux obtenus par notre collègue M. Guelpa, et cela sans une diététique aussi sévère.

J'ajouterai que non seulement j'évite l'amaigrissement, mais encore que j'obtiens une augmentation de poids chez les amaigris.

Ma cure est répartie en trois périodes :

Dans la première, le malade est soumis au bouillon de légumes confectionné avec des légumes féculents, sucrés et mucilagineux, à l'exclusion des farineux ; on y ajoute un tiers de lait. La ration par vingt-quatre heures est de trois litres au moins, car je considère ces trois litres comme le volume minimum de tout régime alimentaire chez l'adulte.

Dans la deuxième période, j'ajoute au repas de

midi une ration de pommes de terre, et à celui du soir un légume vert et des fruits.

Enfin, dans la troisième, je réduis de moitié la ration bouillon et lait, mais j'autorise les pâtes alimentaires, les céréales et autres farineux.

A la première période, je prescris une dose journalière de 10 grammes d'huile de ricin et souvent j'y ajoute de 5 à 8 grammes d'un mélange de sel de Seignette et de citrate de soude. Aux autres périodes, ces doses laxatives sont réduites de moitié.

Tous les dix jours environ, l'intestin est vidé au moyen d'une douche ascendante à 45°.

Je citerai maintenant, comme exemple des résultats obtenus, trois observations très résumées.

OBSERVATION I. — M. F..., 60 ans, instituteur, est amené à ma clinique en février 1905 en état d'hémiplégie à la suite d'une hémorragie cérébrale. Il est diabétique depuis longtemps et son diabète me préoccupe plus que sa paralysie à laquelle je ne puis pas grand'chose.

Il porte depuis six semaines à la jambe droite une escarre qui s'accroît et prend un mauvais aspect.

Soumis au régime de la première et de la deuxième période, le sucre disparaît complètement dans la première quinzaine et, à son grand étonnement, l'infirmière qui fait le pansement et connaît par expérience l'évolution des plaies chez les diabétiques constate que l'escarre diminue et finit par disparaître.

OBSERVATION II. — Mme L..., 62 ans, pesait à 30 ans 86 kilogrammes, quoique de taille moyenne. Elle est diabétique depuis longtemps, mais depuis quatre ans son poids est graduellement tombé à 62 kilogrammes. Son urine contient 55 gr. 66 de sucre par litre.

Elle commence son traitement le 22 juin 1905.

Après avoir suivi les trois périodes du traitement, je la revois le 18 janvier 1906. Son bulletin d'analyse contient les chiffres suivants : Densité à 15° : 1015 ; sucre : 0. Pendant sa cure, son poids s'est élevé à 67^{kg},250.

OBSERVATION III. — Mme L..., 78 ans, est l'une de mes malades depuis 1903. Aux différentes cures qu'elle fit dans mon établissement je n'avais jamais pu obtenir qu'elle suivît pendant un temps suffisant le régime de la première période et je n'avais jamais vu tomber son sucre au-dessous de 4 grammes par litre.

Au mois d'octobre dernier, à l'occasion d'accidents bronchitiques, elle dut garder le lit et sa docilité devint plus grande. Après six semaines de régime liquide aux cours desquelles le sucre avait disparu complètement, la malade qui, avant de se mettre au lit, pesait 79 kilogrammes avait seulement perdu 400 grammes avec son régime restreint.

Je termine en appelant l'attention sur le rôle des laxatifs et des soins intestinaux dans la cure du diabète. J'ai pu constater, par exemple, à différentes reprises, que la cure de la ptose abdominale s'accompagnait d'une diminution ou de la disparition du sucre avec un régime dont l'action paraissait auparavant peu sensible.

Diète absolue et alimentation restreinte
dans le diabète.

Par M. G. BARDET.

En relisant les argumentations produites à la suite de la très remarquable communication de notre collègue Guelpa sur le traitement du diabète par la diète absolue d'une part, la purgation saline méthodique d'autre part, il m'a semblé que tous les orateurs, comme il arrive trop souvent, ont un peu perdu de vue le point de départ de la discussion. Du reste, je n'ai de reproches à faire à personne, car, moi aussi, j'ai discuté à côté de la question. M. Guelpa, lui-même, ne s'est pas tenu sur l'unique terrain du diabète, et n'a pas pu résister au désir de généraliser et de parler des effets de la diète dans tous les états chroniques.

Je serai certainement le dernier à discuter les arguments produits par Guelpa pour vanter les avantages de la diète, puisque depuis vingt ans je prêche l'abstinence, et que j'ai été l'un des premiers à soutenir que tous les états chroniques, sans aucune exception, reconnaissent pour cause un trouble de la fonction digestive. Mais, pour ne point compliquer une question déjà très complexe, je désire me tenir uniquement sur le terrain où s'est placé Guelpa, c'est-à-dire sur la possibilité de guérir le diabète par la diète absolue, accompagnée de purgations régulières pendant toute la durée, suivie de la restriction alimentaire dans de certaines conditions.

Le traitement de Guelpa est double, puisque la purgation saline vient s'ajouter à la diète. Je sais que mon ami Burlureaux compte traiter la question au point de vue purgation, et comme je serai sans doute d'accord avec lui, j'effleurerai seulement le sujet, immédiatement, pour n'avoir pas à y revenir. Je crois que, dans le traitement de Guelpa, l'administration de sels purgatifs a surtout pour effet d'inhiber la sécrétion gastrique et de supprimer ainsi la sensation du besoin alimentaire. A mon avis, la diète pourra fort bien être maintenue sans purgation et sans état pénible, si l'on a le soin d'effectuer la saturation, chez les gastrosuchorréiques, afin d'éviter l'irritation de la muqueuse gastrique par les sucs digestifs inutilisés, et, à ce propos, je dois dire que, si les faits apportés par M. Guelpa m'ont paru très intéressants, la théorie qu'il a cru pouvoir en esquisser m'a paru inacceptable. Aucun fait connu ne me paraît lui accorder le droit de donner de la faim l'étrange interprétation qu'il nous a fournie à la dernière séance. Me contentant de cette courte observation, je passe immédiatement à la question principale, c'est-à-dire celle de la diète absolue.

En entendant la communication de notre collègue, nous avons réagi de la façon la plus humaine, c'est-à-dire par la contradiction. Il en est toujours ainsi quand on nous apporte des faits nouveaux qui gênent les idées conventionnelles dont nous sommes imbus. Certes, je reconnais la grande bonne foi et l'honnêteté scientifique scrupuleuse de mon ami Guelpa, mais j'avoue humblement que mon premier mouvement fut de m'étonner de la possibilité de faire disparaître le sucre, chez les diabétiques invétérés, par une mesure hygiénique aussi simple que la suppression totale des aliments pendant trois jours et par quelques purgations; j'ai cru que les cas observés appartenaient à des glycosuriques simplement alimentaires. C'est pourquoi, comme, presque tous les argumentateurs, j'ai parlé de la restriction alimentaire, comme d'une mesure suffisante.

Eh bien! je reconnais que j'ai eu tort, et que les faits, véritablement extraordinaires, apportés par Guelpa, bouleversent complètement les idées reçues jusqu'ici pour expliquer la pathogénie du diabète. Une fois de plus, des faits matériels viennent démontrer que nous sommes des ignorants, et que nos doctrines ne tiennent pas debout. Pendant de longues séries d'années, la médecine continuera à errer, et loin de nous est le temps où nous pourrons vraiment la considérer comme une science.

Ma première impression m'amena à contredire Guelpa ; la seconde fut meilleure, je songeais à le contrôler. J'en parlai immédiatement à notre collègue, le professeur Albert Robin, qui, lui aussi, avait été très frappé des faits produits par Guelpa, et le hasard nous permit de faire une expérience thérapeutique vraiment saisissante.

Dans le service de la Clinique thérapeutique de Beaujon, se trouvait une femme atteinte, depuis plusieurs années, d'un diabète grave. Elle éliminait des quantités de sucre énormes qui ont atteint 800 grammes par vingt-quatre heures. Elle venait d'être soumise depuis quelques semaines au traitement ordinaire de M. Albert Robin, c'est-à-dire la médication alternante, antipyrine et arsenic, sans que la quantité de sucre ait pu être abaissée au-dessous de 160 grammes. Après une série de cette médication, la malade avait été mise au repos de tout traitement et suivait le régime ordinaire des diabétiques du service :

Viande.	500 grammes.
Pommes de terre	500 —
Légumes verts	500 —

Au moment où allait commencer l'expérience, c'est-à-dire la diète absolue, la malade émettait par vingt-quatre heures 12 litres d'urine, et la dernière journée avait fourni une élimination de 760 *grammes de sucre*. Le lendemain de ce jour, on mit la malade à la diète absolue ; mais le professeur Albert Robin trouva inutile de donner la purgation conseillée par M. Guelpa, pour empêcher la malade de souffrir de la faim, car le sujet manquait d'appétit, et n'avait point l'intestin encombré. Du reste, même sans cette purgation, la malade supporta avec la plus grande facilité ces trois jours de diète absolue.

Je ferai remarquer que cette malade représente par excellence le type du diabète grave, où régime et traitement maintiennent quand même un taux de sucre dans les urines. La maigreur pourrait être plus grande, mais elle est déjà très accusée, et certainement la quantité de graisse existant entre les tissus musculaires et cellulaires doit être très faible.

Au bout de vingt-quatre heures de diète, la quantité de sucre éliminée tombe de 760 *grammes* au chiffre de TREIZE GRAMMES, tandis que la polyurie passe de 12 litres à 2 litres.

Au bout de quarante-huit heures, le sucre a complètement disparu, et la quantité d'urine n'est plus que de 600 grammes. L'état général est excellent.

Comme on le voit, et sans qu'il soit besoin de le commenter, le fait est vraiment surprenant et inattendu. Je n'aurais, pour mon compte, jamais cru que la suppression des aliments pût amener instantanément la suppression du sucre chez un pareil sujet. En nous montrant cela, il n'y a point à le nier, Guelpa a fait quelque chose de très nouveau et de très remarquable, car nous allons voir que la discussion de ce fait permet de poser d'une façon très nouvelle le problème à résoudre.

Plusieurs des orateurs qui ont pris part à cette discussion, moi-même je crois, nous avons appelé l'attention sur le danger présenté par la diète absolue. En effet, diète ne veut pas dire suppression réelle des aliments usés, puisque, pour fournir l'entretien de la chaleur animale et produire l'énergie dépensée par le mouvement, l'organisme est obligé de prendre sur sa propre substance. C'est pourquoi, en analysant l'expérience qu'il venait de faire, M. Albert Robin a dit de suite : « C'est très intéressant, mais nous venons de faire deux jours de régime carné absolu, ce qui met notre malade dans des conditions d'intoxication dangereuse, et je craindrais l'apparition du coma diabétique chez certains malades. »

On rétablit donc l'alimentation par régime lacté le quatrième jour, et la malade refit immédiatement du sucre, à raison de 80 grammes pour deux litres de lait absorbés. Elle ne supporta pas ce régime pour raison gastrique, et on fut obligé de revenir au régime antidiabétique, viande, pomme de terre et légumes verts, ce qui fit monter le taux du sucre à 120 grammes environ. Je n'insiste pas sur la suite, car cela m'est inutile pour les conclusions que je veux dire. Deux faits sont à noter : d'abord la suppression totale du sucre par la diète, puis son retour, à un taux relativement élevé, aussitôt que l'alimentation a été reprise. Enfin, à noter également l'idée très logique que ce régime autophagique de trois journées de diète peut produire des phénomènes d'intoxication.

La suppression totale du sucre nous démontre que l'acte digestif à lui seul doit être considéré comme la cause de la production du sucre. En effet, il n'y a pas à le nier, puisqu'une malade qui rendait dans ses urines l'énorme quantité de 700 à 800 grammes de sucre régulièrement, et depuis très longtemps, a pu voir disparaître à la fois le sucre et la polyurie, par la simple cessation de l'acte digestif. Le phénomène doit donc être bien local, c'est-à-dire avoir pour point de départ la muqueuse digestive, puisque le phénomène nutritif nécessaire pour faire la calorigenèse et la production de l'énergie musculaire n'a pas fourni de sucre. Voilà certes un fait saisissant. La preuve se trouve obtenue quand on constate que le sucre revient aussitôt qu'un acte digestif se produit. C'est là une notion pratique qui ne doit pas manquer d'exercer une influence considérable pour une orientation nouvelle de la thérapeutique du diabète. Du reste, les succès durables cités par Guelpa sont là pour démontrer la réalité de ma déduction.

A-t-on raison de craindre l'autophagisme dans la diète ? Je ne le crois pas, et je vais vous le prouver. J'ai discuté la question avec M. Albert Robin, et voici les résultats numériques auxquels nous sommes arrivés.

Reprenons l'observation de notre malade, et rappelons-nous son régime à la veille de son traitement.

Nous avons dit qu'elle prenait par jour 500 grammes
des aliments suivants : viande, pomme de terre,
légumes verts. Voyons ce que cela représente au
point de vue alimentaire :

POIDS	ALIMENTS	ALBUMINE	HYDRO-CARBONES	GRAISSES	CALORIES FOURNIES
500 gr.	Viande.	85	»	80	1.060
500	Pommes de terre.	10	200	10	930
500	Légumes verts .	5	10	10	150
	Total	100	210	100	2.140

Comme on le voit, le régime est bien établi pour
fournir à la malade les 2.100 calories qui sont consi-
dérées comme nécessaires, et, dans ce régime,
l'albumine est représentée par un pourcentage assez
considérable, qui dépasse beaucoup les besoins. On
peut même dire que les 100 grammes d'albumine
ingérée tendent déjà à exagérer la production des
matériaux extractifs considérés comme toxiques.

Ce régime est considérablement insuffisant au
point de vue de la dépense effectuée. En effet, la
malade, dans la journée qui précéda l'expérience, a
perdu 760 grammes de sucre, ce qui équivaut à tout
près de 3.200 calories ; nous lui en avons fourni
2.100, environ, il y a donc un déficit de 1.000 à
1.100. Mais, ce n'est pas tout ; il faut ajouter à ce

déficit toute la quantité du glucose qui a été brûlé dans l'organisme par autophagie. Cette malade, quoique au repos, a fait de la chaleur, a dépensé un peu de forces, et nous devons supposer que sa dépense totale, pour les besoins physiologiques, n'a pas été moindre de 1.600 calories. Par conséquent, c'est, avec les 1.100 calories qui sont déjà en déficit, une somme de 2.700 calories au minimum qui n'ont point été fournies par l'alimentation.

Ce chiffre est représenté par 600 à 650 grammes de glucose qui ont dû être empruntés à l'organisme. Par conséquent, avant même qu'on établisse la diète, la malade faisait déjà une autophagie considérable ; j'irai même plus loin, quand on y regarde de près, l'autophagie était plus grande avant la diète.

En effet, cette autophagie correspondait au moins à 2.700 calories avant le traitement, puisqu'il fallait fabriquer la majeure partie du sucre rejeté par les urines. Au contraire, dès que la diète a été instituée, il n'y a plus eu qu'à fournir les 1.600 calories nécessaires pour l'entretien physiologique. Donc, chiffres en main, notre malade avait moitié plus de chance de faire du coma diabétique pendant qu'on l'alimentait.

Cette déduction, à mon avis personnel, a une importance considérable, car elle nous fait voir que, chez les grands diabétiques, quand nous aurons à craindre le coma, la diète, malgré l'autophagie qui en est la suite, est le meilleur moyen de prévenir les accidents, puisqu'en réalité cette autophagie devient moins importante.

Je tenais beaucoup à apporter ces réflexions et à démontrer, par leur moyen, la grande valeur des observations que nous a apportées notre collègue Guelpa. Il est bien évident que la diète ne peut pas être prolongée, mais son usage périodique rendra certainement des services signalés. Nous avons en elle une arme puissante qu'il suffira de savoir manier pour en obtenir des effets certainement remarquables. Enfin, si toutes les idées développées par Guelpa, pour l'interprétation des faits qu'il a su mettre en lumière, ne peuvent pas être acceptées, sans ou même après discussion, il n'en est pas moins vrai qu'il rend à la thérapeutique un très gros service, en forçant les médecins à reconnaître une fois de plus l'influence désastreuse des idées erronées qui règnent parmi eux, aussi bien que dans le public, sur les prétendues nécessités de l'alimentation. Une fois de plus, nous sommes amenés à constater la grande influence de l'acte digestif exagéré sur nos réactions physiologiques. Dans l'état de nature, l'animal est rarement dyspeptique, les maladies de la nutrition qui sont le triste apanage de l'humanité lui sont presque inconnues. Pour conclure, j'en arrive donc une fois de plus à constater qu'il est vraiment triste que le développement cérébral de l'animal-homme qui, à certains points de vue, a produit d'admirables résultats, l'ait malheu-

reusement amené surtout à manger sans besoin, à
boire sans soif et à faire l'amour en tout temps,
tout cela pour arriver à ruiner son organisme et à
abréger ses jours, car il n'y a plus aucun doute que
ces trois facteurs physiologiques ne soient réellement la cause génératrice des affections chroniques
qui dépeuplent la terre.

La purgation dans la méthode de traitement du diabète préconisée par M. Guelpa.

Par M. Burlureaux.

C'est toujours avec plaisir que je vois notre Société
aborder les grands problèmes de thérapeutique
générale, les amples discussions destinées à élargir
ou à éveiller nos idées, et à faire germer la bonne
semence chez les nombreux lecteurs de notre Bulletin.
A ce titre, je suis reconnaissant à M. Guelpa d'avoir
amorcé une question des plus suggestives, dans la
dernière séance de décembre 1908, et aussi à M. le
président Barbier d'avoir, dans la dernière séance
de janvier 1909, proposé de pousser à fond la discussion sur le problème soulevé par notre confrère,
Déjà cette discussion a été féconde, puisqu'elle nous
a valu, de la part de M. le Dr Linossier, quelques
considérations du plus haut intérêt sur le régime
alimentaire global des diabétiques; et je ne doute

pas qu'elle nous vaille encore maintes autres communications instructives.

M. Guelpa a surtout étudié le problème de la diète hydrique, combinée aux purgations et prolongée trois jours chez les diabétiques ; mais, si j'ai bien compris sa pensée, cette thérapeutique ne s'appliquerait pas seulement aux diabétiques ; et nous lui serions reconnaissants de nous indiquer les autres cas où le traitement qu'il a préconisé lui semble applicable.

Ce serait ouvrir le champ à une étude des plus intéressantes, mais qui nécessitera, pour être menée à bien, une collaboration active de plusieurs cliniciens ; et j'estime que ce n'est que dans quelques années qu'on pourra donner au problème une solution véritable. Car les problèmes thérapeutiques ne se résolvent pas en quelques jours, ni même en quelques mois.

Mon impression, en entendant M. Guelpa, n'a pas été une impression de doute, car j'ai pour principe de ne jamais mettre en doute une affirmation énoncée par un confrère dans une société comme la nôtre. Ce fut une impression d'étonnement...

Comment expliquer que des malades se trouvent bien d'une diète de trois jours, avec purgations répétées, et que leur sang soit plus riche en globules rouges après qu'avant ? Comment expliquer aussi que M. Guelpa ait trouvé des malades assez dociles, assez confiants ou assez complaisants, pour se soumettre à cette épreuve ?

Mais, à la réflexion, je parvins à tout comprendre :

1° Pour ce qui est de la collaboration volontaire des malades à cette expérience, elle s'explique facilement. Un médecin qui sait manier le malade obtient de lui une passivité sans limites ; et quand il est, lui-même, bien convaincu de l'utilité d'une intervention quelconque, il n'a pas de peine à la faire accepter de ses patients.

2° Je m'explique très bien pourquoi, avec les trois jours d'épreuve, le sang des malades est plus riche en globules. M. Guelpa croit que c'est à cause d'une bienfaisante exagération de fonctionnement des organes qui fabriquent le sang ; mais ce résultat n'est-il pas tout simplement dû à ce que le sang, privé d'une fraction de sa partie aqueuse par la purgation, se trouve plus concentré ; de même que, à la suite de l'accès de fièvre intermittente, après la période de sueurs, le sang des impaludés est plus riche en globules qu'avant l'accès ?... Avouons que cette richesse serait une pauvreté déguisée !

3° Pour ce qui est des bienfaisants effets généraux relatés par M. Guelpa, je me les explique aussi. Mais je dois dire que je les attribue *exclusivement* à la diète. Nul doute que la diète, telle que nos pères l'appliquaient à tout propos, et souvent hors de propos, soit un profond modificateur de la nutrition. Et personne plus que moi n'est convaincu de son efficacité dans certaines circonstances : d'une façon générale, et si modéré que soit notre régime, alors que nous sommes bien portants, il dépasse encore les besoins naturels de notre organisme, de sorte qu'il n'est pas étonnant de voir que, dès que nous devenons malades, la diète puisse se trouver indiquée pour réparer les méfaits d'une suralimentation inconsciente et prolongée. En particulier, dans les cas où l'estomac et l'intestin protestent, la diète me paraît s'imposer, et l'expérience de tous les jours démontre qu'elle est d'une efficacité incomparable : laisser reposer l'estomac vingt-quatre ou trente-six heures, quand il est surmené, m'a toujours semblé être le comble de la sagesse.

Et il m'est arrivé, plusieurs fois, de prolonger la diète hydrique pendant trois et quatre jours. Je connais une dame qui, d'elle-même, se met à la diète presque absolue, en ne prenant pendant les vingt-quatre heures que deux ou trois tasses de limonade ou de tilleul, et cela pendant deux ou trois jours, chaque fois qu'elle sent que son estomac périclite, c'est-à-dire, en moyenne, deux fois par année : même, dans une circonstance plus sérieuse, cette dame est restée dix jours à la diète hydrique et s'en est bien trouvée.

Dans les cas très graves, j'emploie la diète absolue, sans liquides, pendant dix, douze, seize heures, et plus. D'ailleurs, ne voyons-nous pas certains chirurgiens, et des meilleurs, imposer aux malades atteints d'appendicite cette diète *absolue* pendant quinze et vingt jours ? Ils n'admettent pas la diète hydrique, et font boire les malades par la peau en leur injectant du sérum artificiel.

Bref, je suis convaincu des merveilleux effets de la diète sévère, dans certaines conditions que je n'ai pas à préciser aujourd'hui ; et c'est dire que je suis tout disposé à accepter les affirmations de M. Guelpa sur l'efficacité de la diète, spécialement chez certains diabétiques.

4° Enfin j'ajouterai que je m'explique également l'affirmation de M. Guelpa lorsqu'il soutient que ses malades souffrent moins de la faim pendant les trois jours de l'expérience si, à la diète, on adjoint la purgation quotidienne.

C'est bien simple : la purgation trouble le fonctionnement du système nerveux et ôte au malade la sensation de la faim : purgez un homme bien portant, et il deviendra momentanément malade, il perdra momentanément l'appétit, il ne souffrira pas de la faim après la purgation ; de même purgez un diabétique, il supportera mieux la diète, ou du moins il souffrira moins de la faim que s'il n'avait pas été purgé.

A cette interprétation s'en joint une autre, d'un ordre plus subtil : je veux dire que l'autosuggestion intervient, pour apaiser, chez le malade soumis à la diète, les tortures de la faim, quand ce malade ajoute la purgation à la diète. Diète et purgation sont tellement unies par l'usage que les deux semblent faire bloc.

En vertu d'une association d'idées séculaire, la purgation est devenue, dans notre esprit, comme un symbole de la diète. A force d'avoir toujours pris médecine en même temps que nous modérions ou suspendions notre régime ordinaire, nous en sommes arrivés à tenir ces deux termes de diète et de purgation pour inséparables. De telle sorte que, d'une part, j'ai la certitude que les heureux résultats attribués à la purgation, dans un très grand nombre de cas, sont dus exclusivement à la diète concomitante ; tandis que, d'autre part, nous nous sommes accoutumés à unir les deux choses si étroitement, qu'il est très possible que l'une d'elles, la diète, c'est-à-dire la seule bonne des deux à mon avis, nous soit même plus facile à supporter si nous y joignons cette purgation qui, tant de fois, dans notre vie et dans celle de nos pères, l'a accompagnée. Sans compter que, d'une façon plus générale, cette opération *positive* qui consiste à se purger peut fort bien nous apparaître comme plus réelle que l'opération toute *négative* de la diète, et nous encourager, par là, à subir cette dernière.

Mais toute la question est de savoir si ces avantages, que j'appellerais intellectuels ou moraux, de la purgation sont suffisants pour compenser le dommage matériel qui, je continue à l'affirmer, résulte toujours, plus ou moins, de l'ébranlement apporté à tout notre organisme par les purgations, Car il va sans dire que, si l'on reconnaissait avec moi que celle-ci n'a point l'utilité qu'on lui attribuait naguère, et ne doit sa popularité qu'aux bons effets de la diète dont elle a été longtemps le prétexte, nous aurions l'obligation de tâcher de détruire, autour de nous, une association d'idées dont les inconvénients nous paraissent dépasser les avantages.

Aussi toute la question se ramène à savoir si, dans les cas étudiés par M. Guelpa, l'emploi de la purgation, en plus de son rôle psychique, et de cette atténuation de souffrances de la faim, a véritablement contribué à l'amélioration de l'état des diabétiques. Là-dessus, il m'est naturellement impossible de porter d'avance un jugement ; aussi bien ai-je moi-même reconnu, dans mon livre sur la purgation, que l'étude des bons effets de celle-ci était encore à faire, et d'ailleurs ne serait possible que lorsqu'on se serait décidé à voir dans la purgation un remède particulier, souvent très puissant, et ne pouvant plus être administré de la façon commune et irréfléchie dont il l'est depuis des siècles. Peut-être, dans le cas du diabète comme dans celui des coliques de plomb, l'usage de la purgation contribue-t-il réellement à augmenter les bons effets de la diète : je n'en sais rien. Pour l'établir, il faudrait que notre confrère, et nous tous, soumissions la question à un examen prolongé, de façon à bien déterminer la part qui revient, dans les résultats acquis, à l'élément purgation et à l'élément diète.

Mais je dois dire que, *a priori*, même dans ce cas

particulier du diabète, une efficacité positive de la purgation en soi, et non pas considérée comme le prétexte de la diète, m'étonnerait singulièrement. Car le diabétique est avant tout un nerveux, et j'ai peine à croire qu'un choc intestinal, surtout renouvelé trois jours de suite, puisse compenser par d'autres résultats quelconques le dommage certain de la fatigue nerveuse qu'il occasionne.

Ma conclusion est donc, provisoirement, que, si l'état des malades de M. Guelpa s'est trouvé amélioré — comme je n'en doute pas — par l'addition de la diète à la purgation, c'est à cause de la diète, et malgré la purgation.

La ration hydrocarbonée chez les diabétiques arthritiques et leur rééducation nutritive.

Par M. René LAFFER.

Je voudrais ajouter quelques faits personnels à ce qui a déjà été dit au sujet du jeûne dans le diabète et de la ration des diabétiques, et j'apporte ici le résumé de mes recherches qui datent de 1905.

Tout d'abord, les physiologistes savent depuis longtemps que le jeûne fait disparaître rapidement la glycosurie, et les cliniciens (Cantani et autres) ont appliqué et appliquent encore cette notion, mais toujours d'une façon passagère. Je ne m'élève donc pas contre le jeûne systématiquement prolongé et surtout compliqué de purgations abondantes répétées chaque matin pendant des périodes atteignant trois à cinq jours. Déjà l'expérimentation nous montre chez le diabétique la nécessité d'un régime restreint ; si, sous prétexte de faire disparaître à toute force le sucre chez lui, on le prive tout à fait d'aliments pendant des périodes en somme fort longues, on court de ce côté un risque sérieux. Cela d'autant plus que la purgation — c'est encore un de ses inconvénients que je n'ai pas vu signalé dans la discussion récente sur ce sujet — détermine non seulement une désassimilation intense de l'azote, mais encore une perte importante de sels minéraux.

Mais, d'après M. Guelpa, le jeûne prolongé avec les purgations répétées pendant quelques jours de suite déterminent une activité particulière, un entrain qu'on ne connaissait pas auparavant. Ne pas manger pour avoir des forces serait, en effet, un excellent moyen à la portée, si je puis dire, de toutes les bourses et résoudrait en grande partie le problème social. L'eau de Janos chauffée remplaçant les calories nécessaires coûte assurément peu cher : « Essayez », nous dit avec énergie M. Guelpa. J'ai essayé d'abord sur moi-même, puis sur un diabétique, et je dois déclarer que le résultat n'a pas été celui que faisait espérer M. Guelpa. Pour moi, j'ai tenu bon un jour, mais le lendemain je me sentis affaibli et n'aurais certainement pas pu reprendre mes occupations. En tout cas, je n'eus pas le courage de rechercher un surcroît de forces dans l'eau de Janos chauffée. Quant à mon diabétique, il résista deux jours; mais le troisième, il ne put continuer, les phénomènes de faiblesse étaient encore plus accentués que chez moi.

Donc, sans vouloir le moins du monde atteindre les observations de M. Guelpa, je suis fondé à dire que ce procédé ne peut être érigé en méthode générale de cure. Certaines personnes se trouvent bien sans doute de cette stimulation énergique de la nutrition qu'exerce le purgatif; sans doute aussi admettrai-je le jeûne dans certaines circonstances spéciales, dans des cas aigus, ou dans le cas de glycosurie tenace, rebelle, la durée du jeûne étant subordonnée alors aux circonstances elles-mêmes. En réalité, lorsqu'on lit les observations de M. Guelpa, on voit que ce qu'il a fait n'est pas la *cure du diabète*, mais le *traitement de certains accidents diabétiques* (sciatique, congestion pulmonaire, gangrène) ou, si l'on veut, le *traitement de la glycosurie*, ce qui n'est pas du tout la même chose.

Le problème de la cure du diabète est, en effet, plus complexe et plus difficile que ne semble l'indiquer M. Guelpa. Il faut songer que cette cure ne consiste pas dans un traitement de quelques jours et lorsque, sous l'influence d'un moyen quelconque — diète ou autre — la glycosurie a disparu, le malade est-il pour cela guéri? Qu'advient-il, en effet, de ce malade et

de sa glycosurie dans la suite, lorsqu'on le réalimente?
Comment l'alimenter alors? Toute la question est là,
et c'est elle qui a préoccupé tous ceux qui se sont
intéressés au diabète. Car, enfin, on n'a pas la prétention de faire jeûner les malades toute leur vie, et
en tout état de cause les périodes d'alimentation
seront les plus longues. MM. Bardet, Linossier et
Chassevant nous ont tour à tour apporté, sur la ration
des diabétiques, avec leur très grande compétence
en cette matière, des faits sur lesquels je ne reviendrai pas. Je veux seulement rappeler les recherches
que j'ai entreprises depuis quatre ans sur la *rééducation nutritive des diabétiques*, et qui montrent
que, sans moyens violents, on peut, on doit aboutir
à des résultats équivalant à la guérison.

J'avais constaté depuis longtemps que, si l'on
administre à ces malades une certaine quantité de
sucre (sous forme de glucose, par exemple), ils n'en
éliminent en général qu'une partie. C'est ainsi que
la plupart des diabétiques tolèrent en moyenne
50 grammes de sucre, mais la tolérance peut s'élever
considérablement chez certains diabétiques : nous en
avons observé un par exemple qui en tolérait près
de 200 grammes. Par l'expérimentation chez l'homme
normal, indépendamment de toute lésion hépatique,
on sait qu'à partir d'une certaine dose (200 grammes
de glucose, par exemple), on retrouve dans l'urine
tout l'excédent du sucre non utilisé par l'organisme.
Or, chez le diabétique, il ne s'agit réellement que

d'une différence de degré, car j'ai pu me rendre compte que le sucre non éliminé n'était pas simplement retenu, mais parfaitement utilisé comme chez l'individu normal. Ce fait me paraissait très important en pratique, car l'administration, dans chaque cas, de la dose utilisable de sucre, outre qu'elle permettait d'établir un régime varié — et dans certains cas un régime presque identique à celui d'un individu normal — permettait en même temps la réduction correspondante des albuminoïdes et des **graisses** dont je connaissais les inconvénients chez les arthritiques et les diabétiques en particulier.

J'ai donc recherché (*Acad. des Sciences*, 5 juillet 1905, *Soc. de Biol.*, 21 et 28 juillet 1906) dans quelles conditions l'utilisation du sucre pouvait être augmentée ou diminuée. J'ai étudié à cet égard les différents sucres et je dois dire que, contrairement à ce qui a été publié et en mettant de côté les sucres lévogyres, je n'ai pas trouvé de différences constantes et notables de tolérance entre les sucres. Certains malades tolèrent davantage tels sucres, d'autres tels autres. C'est là une question individuelle. J'ai vu nettement deux malades, soumis à une expérimentation rigoureuse, utiliser davantage le glucose que la pomme de terre avec des régimes comportant des quantités identiques de principes alimentaires, et je suis convaincu que, si on prend la précaution d'instituer des régimes rigoureusement comparatifs au point de vue des quantités d'albuminoïdes, de graisses

et d'hydrates de carbone, on pourra faire la même
constatation dans bien d'autres cas. En admettant
même, avec M. Mossé, dont les recherches sur ce
point sont d'ailleurs remarquables, que la pomme
de terre soit plus tolérable, il n'en faudrait pas moins
reconnaître, je le répète, que ce fait n'est pas constant *et le vérifier dans chaque cas*. Quant à l'expérience de Rubner, M. Laumonier vous dira qu'elle
est contestable.

Donc, si la tolérance ne varie pas — du moins pas
constamment — suivant les différents sucres, elle
varie suivant la dose de sucre ingérée. Chez certains
diabétiques, chose curieuse, elle augmente si on
augmente la quantité de sucre administrée. J'ai
observé deux cas de diabète relativement léger, dont
l'un concernant un homme âgé de 52 ans, de souche
arthritique, diabétique depuis une dizaine d'années,
qui excrétait en moyenne 60 grammes de sucre avec
un régime comprenant 125 grammes d'hydrates de
carbone. En portant ceux-ci à 175 grammes pendant
un mois, il n'en perdit que 71 grammes en moyenne
avec le même régime et le même genre de vie ; avec
une ingestion de 225 grammes pendant un mois également, il n'élimina que 75 grammes. L'augmentation
de la glycosurie était donc minime par rapport à
l'accroissement des doses absorbées. J'ajoute que,
malgré ou avec cette absorption de plus en plus
élevée, ses forces s'étaient notablement accrues.
Dans un autre cas, un homme de 36 ans, excrétant

33 grammes avec une ingestion de 95 grammes, la glycosurie tomba même à 22 grammes avec 125 grammes ingérés pendant trois semaines avec un régime par ailleurs identique, puis elle revint à 30 grammes avec 150 grammes, à 38 grammes avec 175 grammes ; mais avec 200 grammes la glycosurie s'éleva à 74 grammes : la tolérance ne s'était pas accrue avec l'augmentation de la dose de sucre administrée que dans certaines limites et j'ai dû ensuite diminuer la quantité de sucre ingéré. Pour ce malade également, les forces s'était notablement relevées, en même temps qu'il prenait plus de sucre. Il s'agissait d'un négociant obèse qui se sentait fatigué au moindre effort et qui, auparavant, ne pouvait plus donner une attention suffisante à ses affaires. Il protesta même lorsque, à la suite de l'augmentation trop notable de la glycosurie, je restreignis son absorption d'hydrates de carbone.

Ces faits de tolérance de plus en plus élevée — jusqu'à une certaine limite, il est vrai — pour les sucres, malgré une absorption croissante d'hydrates de carbone, sont déjà très intéressants ; mais ils m'ont amené à la constatation d'un fait encore plus remarquable. En effet, j'ai voulu examiner chez les deux malades précédents dans quel sens évoluaient les rapports urinaires, j'aurais pu apporter les chiffres : ils traduisent une amélioration très nette et très sensible de la nutrition. Voilà donc une catégorie de malades à qui on donne du sucre, qui en excrètent de plus en plus (moins cependant que ne semblerait le comporter l'ingestion croissante, ainsi que nous l'avons expliqué) et dont les phénomènes de nutrition s'améliorent, en même temps que les forces augmentent : il n'y a rien de plus net pour montrer que, chez les diabétiques, la glycosurie n'est pas tout et que l'étude de la nutrition doit entrer en considération pour une part importante. Chez ces malades, elle devait même passer au premier plan, puisque la diminution d'hydrates de carbone, en même temps qu'elle diminuait la glycosurie, abaissait les forces et modifiait défavorablement les rapports urinaires. Il est vrai que ce même résultat défavorable se produisait également lorsqu'on poussait l'accroissement de la dose de sucre ingérée au delà d'une certaine limite.

Mais — c'est ici que j'appelle particulièrement l'attention — dans la plupart des cas que j'ai observés, la puissance d'utilisation est augmentée si on administre la dose de sucre inférieure à la dose tolérée. Dans un cas, par exemple, que j'ai publié à la Société de Biologie, un malade, ayant ingéré 100 grammes de glucose, en a utilisé 46 grammes ; or, lorsque je lui en eus administré une dose inférieure, 20 grammes pendant une période de dix jours, il a pu ensuite en utiliser 60 et 80 grammes sans qu'il passe rien dans les urines. Inversement, en faisant ingérer une dose de sucre supérieure à la quantité reconnue susceptible d'être utilisée, j'ai obtenu par la suite un abaissement de la tolérance. Ainsi, un autre malade, qui utilisait 22 grammes de glucose, n'en utilisait plus du tout à la suite de l'ingestion de 80 grammes et de 110 grammes. Tout se passe alors comme si le trop-plein dû à l'ingestion d'une trop forte dose d'hydrates de carbone s'éliminait dans la suite, de sorte que, même lorsque, ayant administré une dose élevée, on diminue considérablement celle-ci dans les jours suivants, on observe encore une forte glycosurie et le sucre excrété dépasse alors le sucre ingéré. Ce fait permettra d'interpréter certains résultats d'analyses d'urine, et lorsqu'on constatera par exemple une excrétion de sucre dépassant l'ingestion, il ne faudra pas se hâter de conclure à la gravité du cas, mais rechercher si, quelques jours auparavant, l'ingestion de sucre n'a pas été trop élevée. D'ailleurs cette diminution d'utilisation dure peu de temps lorsqu'on a diminué la dose ingérée et que l'on maintient cette diminution.

Que résulte-t-il pour la pratique des faits précédents ? Il y aura lieu de rechercher pendant une certaine période — huit jours suffisent pour cela — quelle est la dose tolérée, et c'est facile lorsqu'on administre un régime quelconque dont la teneur en hydrates de carbone peut être calculée. Voici par exemple un régime d'épreuve que j'ai employé fréquemment et que je considère d'ailleurs comme un type de ration de diabétique moyen de 80 kilogrammes :

	Albuminoïdes.	Graisses.	Hydrates de carbone.
200 gr. de viande	40	3,4	1,1
100 — de lait.	3,6	4,2	5
2 œufs	15	14,9	0,6
50 gr. de pain	3,4	0,3	25
200 — de haricots verts.	5	0,7	8
200 — de pommes de terre	2,6	0,5	40
70 gr. de beurre (pour assaisonnements) .	0,9	60,5	1
50 gr. de fromage (brie ou camembert) . .	9,5	13	0,4
	80,0	97,5	81,1

Cette ration, parfaitement acceptée et digérée par
les malades, peut être prise pendant longtemps et
répond d'ailleurs aux besoins de la pratique. Elle
renferme une quantité d'albuminoïdes que l'expérimentation permet de considérer comme suffisante en
moyenne pour couvrir les besoins en azote, une quantité de graisses que nous avons reconnue tolérable
pendant longtemps, enfin une dose d'hydrates de
carbone susceptible d'être utilisée au moins en
grande partie. On peut d'ailleurs faire varier celle-ci
en augmentant par exemple (ou en diminuant) le pain
ou les pommes de terre dont l'avantage alors sera
d'accroître la quantité d'hydrates de carbone sans
accroissement correspondant bien sensible des albuminoïdes et des graisses. En outre, ce régime ne renferme pas de quantités exagérées d'aliments géné-

rateurs d'acide urique. Je trouve, en effet, dans les régimes généralement proposés, outre la viande en quantité, des cervelles, du ris de veau, des crustacés, sans qu'on songe qu'avec une suralimentation urigène, on risque, chez un arthritique, d'ajouter un trouble nutritif à un autre[1]. Enfin, la formule que je propose renferme une quantité suffisante de sels minéraux. J'y apporterai cependant un correctif : elle comporte en effet 1.600 calories, soit 20 calories par kilogramme (pour un homme de 80 kilogrammes), j'y ajouterai un quart ou un tiers de litre de vin, de façon à porter à 25 calories environ le nombre de calories par kilogramme. C'est, en effet, le chiffre qui, dans les rations que j'ai expérimentées, s'est montré le plus favorable. Je reviendrai sur ce point.

Comme régime d'épreuve, je ne suis point partisan du régime lacté dont on connaît cependant la tolérabilité et les grands avantages chez un grand nombre de diabétiques, à condition qu'il ne soit pas ajouté à d'autres aliments et qu'il ne réalise pas une suralimentation. Mais comme régime d'épreuve il ne peut pas donner d'indications utiles, puisque ensuite on lui substituera un régime composé différemment, comprenant d'autres sucres que la lactose et le plus souvent des quantités différentes d'albuminoïdes et de graisses. Un *régime d'épreuve* comme celui que je

---

[1] D'après Haig et Hall, l'avoine est assez riche en purines. Il y aurait donc de ce fait un inconvénient pour le traitement du diabète par la farine d'avoine.

propose peut, au contraire, être poursuivi ensuite comme *régime thérapeutique* avec les modifications qu'on jugera utile d'y apporter.

On examinera donc la tolérance du sujet pour les hydrates de carbone en faisant la différence entre la quantité ingérée et la quantité absorbée. Pour rappeler un cas concret typique que j'ai observé, il s'agissait précisément d'un malade de 83 kilogrammes (taille 1^m,66), de 41 ans, fils d'un obèse, petit-fils d'un diabétique, qui, avec mon régime d'épreuve poursuivi huit jours, éliminait en moyenne 23 grammes de glucose, c'est-à-dire 28 p. 100 du sucre ingéré. Il tolérait donc 81^{gr},1 — 23 = 58^{gr},1 d'hydrates de carbone. Je supprimai les 50 grammes de pain et une pomme de terre et j'ajoutai un œuf et un peu de fromage, de façon à conserver le même nombre de calories. Il prenait à ce moment 45 grammes de sucre. Au bout de trois semaines, il ne présentait plus de glycosurie. Qu'aurait-on fait dans ce cas? On aurait maintenu ce malade à ce dernier régime, puisqu'il ne donnait pas de glycosurie, ou à un régime à peu près équivalent. Mais ce qui était plus important, comme je l'ai dit, c'était de rechercher si, sous l'influence d'une dose de sucre inférieure à la dose tolérée, la tolérance ne s'était pas encore accrue.

En effet, le régime d'épreuve avec 81^{gr},1 de sucre montra une tolérance de 72 grammes d'hydrates de carbone. Je supprimai alors seulement 25 grammes de pain et une pomme de terre : l'absorption de sucre était donc de 64 grammes. Au bout d'un mois, de nouveau, régime d'épreuve : or, cette fois, les 81gr,1 de sucre furent tolérés, j'augmentai même la dose d'hydrates de carbone et la tolérance atteignit 88 grammes. Je maintins alors le régime d'épreuve complet comme régime thérapeutique. Depuis, de mois en mois, sauf en une période où la tolérance s'est abaissée de 18 grammes sans que j'aie pu déterminer la cause de ce fait, celle-ci s'est accrue jusqu'à atteindre en onze mois 212 grammes.

Voilà donc un résultat intéressant, puisque ce malade, d'une tolérance de 58 grammes, est arrivé à une tolérance près de quatre fois plus élevée et qui actuellement peut suivre un régime à très peu de chose près identique à celui de tout homme normal. Il s'agissait bien là de rééducation de la nutrition, puisque, en même temps que sa tolérance pour les hydrates de carbone s'élevait, son coefficient azoturique indiquait une meilleure utilisation azotée, ses forces croissaient et son état général s'améliorait considérablement. Il continue dans le même sens son traitement, et cela sans prendre le moindre médicament ni autre moyen thérapeutique que le régime seul.

Ce cas n'est pas le seul que j'ai observé ; je pourrais vous citer quatre autres cas analogues où les résultats obtenus n'ont pas été moins favorables, et dans un cas même que j'ai suivi pendant près de deux ans, le malade, homme intelligent et tenace, est arrivé d'une tolérance de 41 grammes à une tolérance de près de 400 grammes, en passant, il est vrai, par des phases de régression et par des vicissitudes diverses. Dans ce cas, on peut bien parler de guérison, car dans cette large limite de 400 grammes d'hydrates de carbone, le malade peut se permettre toutes les variétés de régimes.

Il s'en faut, en effet, que la progression de la tolérance soit aussi régulière que dans le cas rapporté plus haut, mais en poursuivant la méthode, en revenant chaque mois au régime d'épreuve qui doit être toujours le même, en administrant ensuite chaque fois une dose d'hydrates de carbone inférieure à la limite de tolérance, même si parfois cette limite s'est abaissée, on doit arriver au résultat remarquable que je viens de signaler.

Mais ce n'est pas tout : il y a d'autres éléments dont il faut tenir compte, les albuminoïdes et les graisses.

Cela fera l'objet d'une prochaine publication.

De l'acétonurie des diabétiques et de l'examen fractionné des urines des glycosuriques.

Par M. H. MAUBAN, correspondant.

La discussion sur le traitement du diabète par le jeûne, ainsi que le proposait Guelpa dans sa très intéressante communication du 23 décembre dernier, ayant déjà occupé trois séances de la Société de Thérapeutique, je n'ai pas voulu l'allonger encore en risquant de faire dévier le sujet, car les faits que j'apporte ne sont qu'un à côté de la question, c'est pourquoi je me suis fait inscrire aujourd'hui pour une communication sur l'*acétonurie des diabétiques* et l'*examen fractionné des urines des glycosuriques*. La première partie me semble trouver sa place à la suite des très intéressantes objections soulevées par Chassevant dans la séance du 13 janvier. Quant à la seconde, qui a trait à l'examen fractionné des urines, bien que n'ayant qu'un rapport un peu éloigné avec la première, il m'a semblé intéressant de vous faire part des résultats qu'on peut en attendre dans le traitement du diabète, car elle explique l'influence de la digestion sur la glycosurie et montre comment le jeûne peut dans certains cas la faire disparaître. Dans l'intéressante communication de M. Guelpa, la cure du diabète est ainsi formulée :

Jeûne de trois jours — accompagné de purgations quotidiennes ; — ce jeûne de trois jours étant renouvelé deux, trois ou quatre fois de suite après quelques jours de repos, car il semble bien établi, comme notre confrère le disait à une séance précédente, qu'un jeûne unique de trois jours est insuffisant pour empêcher la glycosurie de réapparaître après sa première disparition. C'est d'ailleurs ce qui ressort de l'observation apportée ici même par Bardet dans la séance précédente, observation concernant un malade du service de M. le professeur Robin.

Les observations que Guelpa nous a rapportées nous montrent que le sucre a disparu des urines de ses malades et que leur état général s'est amélioré, cependant il est regrettable, ainsi que le faisaient remarquer MM. Linossier et Chassevant, qu'une analyse complète des urines de ces malades, ne puisse nous renseigner sur eux.

M. Guelpa a-t-il soigné des diabétiques, ou des arthritiques glycosuriques, ou encore des malades dont le foie était insuffisant comme organe glycoso-fixateur ? Une analyse rationnelle des urines aurait seule pu nous le dire.

Admettons cependant que ces malades se soient trouvés des diabétiques vrais ; la disparition de leur glycosurie est éminemment intéressante, mais se montrera-t-elle toujours inoffensive dans des cas semblables, c'est ce que nous verrons plus loin. Par contre s'il s'est agi seulement d'insuffisants hépatiques ou d'arthritiques glycosuriques, la cure perd de son intérêt — car je reste convaincu qu'on aurait obtenu le même résultat avec moins de sévérité, en surveillant le régime alimentaire et en réduisant l'alimentation.

Le jeûne ainsi que le propose Guelpa *est-il inoffensif* pour les uns et les autres de ces glycosuriques : diabétiques vrais ou arthritiques ?

Je ne le pense pas, car pendant le jeûne la vie

continue. S'il n'y a aucune recette alimentaire, les dépenses restent les mêmes pendant ces trois jours de privation, puisque Guelpa nous affirme que certains de ses malades peuvent continuer à vaquer à leurs occupations ; mais resteraient-ils au lit qu'il en serait encore de même car il leur faudrait toujours fournir à la chaleur animale. *Or, la vie ne pourra être maintenue uniquement aux dépens des réserves glycogéniques vite épuisées*, elle le sera donc aux dépens des graisses et des albuminoïdes du corps humain, qui devront se dédoubler pour fournir la chaleur et le mouvement. *En un mot, il y aura autophagie et par conséquent formation de produits toxiques de dédoublement, dont les plus connus sont : l'acide β-oxybutirique, l'acide diacétique et l'acétone.* Or, si l'acétone n'est pas la cause du coma diabétique ; si on est encore à former des hypothèses sur l'étiologie de cet accident terminal du diabète grave, il n'en est pas moins certain qu'il coïncide toujours avec l'autophagie, et ce qui le prouve, c'est l'acétonurie qu'on observe toujours en pareil cas.

Quant aux purgations répétées, bien qu'elles soient dans la théorie de Guelpa destinées surtout à lutter contre l'intoxication, elles ne me rassurent qu'incomplètement car elles sont capables à elles seules de provoquer l'acétonurie, c'est ce que je montrerai dans un instant.

Le but que se propose Guelpa est donc de *désintoxiquer* ses malades en les purgeant, et je dois

5.

reconnaitre que les observations qu'il apporte montrent que ses malades ont particulièrement bien supporté cette cure sévère, mais j'aurais pour ma part une certaine crainte à employer les moyens qui lui ont donné cependant de très bons résultats, car le *jeûne* et les *purgations* répétées sont comme nous allons le voir *deux des causes les moins infaillibles. de l'autophagie*. Or qui dit autophagie, dit aussi intoxication possible par le produit du dédoublement des albumines, donc acétonurie, et je serais bien étonné si les malades de notre confrère n'en avaient pas présenté les symptômes.

Puis-je rappeler qu'à la dernière séance M. Bardet nous apportait l'observation d'une diabétique du service de M. le professeur Robin soumise pendant trois jours au jeûne de Guelpa. Chiffres en mains, il nous montrait que, pendant la période du jeûne absolu, la malade en s'alimentant sur sa propre substance, sur ses propres réserves de glycogène accumulé, avait fait somme toute moins d'autophagie que dans la période où elle s'alimentait encore. Ces faits sont du plus grand intérêt et cependant la malade ne s'en était pas moins dévorée elle-même en activant à l'extrême pendant les deux derniers jours du jeûne le dédoublement nécessaire de ses albumines corporelles; aussi est-il regrettable que les analyses des urines n'aient pu être faites au complet car on aurait pu se rendre compte que cette malade urinait de l'acétone en quantité notable.

Cependant j'avoue que si la preuve d'une moindre autophagie pendant le jeûne nous était apportée par la constatation d'une acétonurie moindre lui coïncidant, je serais le premier à faire amende honorable et à reconnaître l'innocuité de la méthode. Mais jusqu'à cette preuve je considérerai toujours l'acétonurie survenant chez un diabétique vrai comme un symptôme d'un fâcheux augure.

Cette question de l'acétonurie a toujours eu pour moi un grand attrait. Pendant deux années, en 1903 et 1904, je l'ai recherchée systématiquement chez tous les malades susceptibles d'en présenter et mis en possession d'une technique très sensible, très sûre et rapide, j'ai cherché à approfondir son étiologie. Voici à quelles conclusions je suis arrivé[1] :

L'acétonurie n'est pas l'indication d'un état pathologique spécial, ce n'est pas le symptôme initial de l'acétonémie, mais c'est le symptôme le plus certain de l'autophagie par destruction des réserves corporelles en hydrates de carbone, en graisses et principalement en albuminoïdes provoquée par le jeûne momentané ou prolongé et par l'inanition relative ou absolue. Si l'on veut se donner la peine en effet de scruter toutes les observations des malades chez lesquels l'acétone urinaire a été trouvée, on peut se rendre compte que *l'autophagie y est toujours en cause,* plus ou moins cachée cepen-

---

[1] Maubax. *Contribution à l'étude de l'acétonurie.* Thèse de Paris, 1904.

dant par les symptômes de la maladie occurente.

C'est l'autophagie qui intervient pour provoquer l'acétonurie *dans le jeûne volontaire*. Ce fut le cas des jeûneurs Cetti et Merlatti, etc.

C'est l'autophagie qui provoque l'acétonurie *dans la fièvre*, aussitôt que celle-ci s'élève vers 39 ou 40°, car je ne pense pas que l'élévation seule de la température soit suffisante pour donner lieu à ce symptôme urinaire. Beauvy[1] dans sa thèse nous apporte 200 cas d'acétonurie observés chez des enfants la plupart concernant des maladies éruptives, aussi peut-il conclure que l'acétone apparait invariablement avec un retard de douze heures sur l'accès de fièvre initial ; je vois dans ce fait une preuve en faveur de l'autophagie et non pas de l'élévation thermique comme cause provocatrice de l'acétonurie, car n'est-il pas de règle de mettre à une diète rigoureuse les malades ainsi fébriles. Certains tuberculeux cependant continuent malgré la fièvre à s'alimenter tant soit peu, aussi l'acétonurie fait-elle le plus souvent défaut dans leurs observations. D'autre part l'acétonurie qui avait débuté avec la fièvre et en retard sur elle, cesse avec elle et avec le même retard ; cela ne prouve-t-il pas que son atténuation ou sa disparition sont corollaires de l'autophagie : celle-ci venant à diminuer avec la reprise de l'alimentation. Aussi voit-on l'acétonurie cesser

---

[1] BEAUVY. *Recherches cliniques sur l'acétonurie en dehors de la grossesse et de la puerpéralité.* Thèse de Paris, 1904.

avec la fièvre chez le pneumonique qu'on peut alimenter aussitôt après sa brusque défervescence fébrile, alors qu'elle continue chez le typhique sans fièvre mais encore à la diète rigoureuse.

C'est encore l'autophagie qui intervient pour produire l'acétonurie *dans les gastro-entérites* à cause de l'alimentation insuffisante ou défaut d'assimilation.

C'est elle encore qui produit l'acétonurie dans *l'appendicite*, car la réaction de l'urine ne se montre qu'après la mise au régime qui est le plus souvent la diète à l'eau.

C'est l'autophagie encore qu'il faut incriminer dans les *vomissements périodiques de l'enfance* car depuis quelques années l'acétonurie a perdu le rôle étiologique qu'on lui attribuait autrefois et l'on tend de plus en plus à ne considérer l'acétone urinaire que comme le témoin fidèle de l'autophagie due à la diète rigoureuse ou au défaut absolu d'alimentation provoqué par plusieurs jours de vomissements. Aussi voit-on le plus souvent l'acétonurie apparaître douze heures après la cessation de l'alimentation et cesser régulièrement avec la reprise de celle-ci.

C'est l'autophagie qui produit encore l'acétonurie *dans le cancer* du tube digestif alors que l'alimentation est rendue impossible ou que l'assimilation est profondément troublée, aussi ne faut-il pas s'étonner si l'acétonurie est de règle dans le cancer de l'œsophage, dans le cancer du pylore alors qu'elle fait le plus souvent défaut dans la plupart des autres cas.

C'est l'autophagie encore qu'il faut incriminer comme provocatrice d'acétonurie *chez les hystériques* qui s'alimentent mal, chez les *aliénés* qui ne s'alimentent pas, chez les *neurasthéniques* gastriques qui ne mangent pas, de peur de souffrir et qui font de l'inanition relative sans s'en douter, de même que *chez le sujet normal* qui ne prend pas de premier déjeuner le matin et reste par conséquent dix-sept heures sans manger entre 8 heures du soir et midi. L'acétonurie existe en pareil cas mais en quantité infinitésimale, il est vrai et c'est là ce qui a fait croire à quelques observateurs à la possibilité d'une *acétonurie physiologique.*

C'est l'autophagie toujours *dans le diabète vrai,* dans le diabète par *hyperfonctionnement du foie,* dans le *diabète pancréatique* et il est malheureusement trop certain que lorsque l'acétone apparait abondante dans les urines de ce. malades le coma n'est pas loin. Ce n'est pas que l'on puisse incriminer l'acétone comme productrice du coma, mais elle annonce l'intoxication prochaine par les produits de dédoublement des albuminoïdes corporelles.

Enfin quelque paradoxale que la chose puisse paraitre, c'est encore l'autophagie qui intervient pour produire *l'acétonurie post-opératoire.* En effet, on avait incriminé autrefois le chloroforme puis l'éther. Argenson[1] en 1898, prouvait que l'anesthé-

<hr>

[1] ARGENSON. *Recherches sur l'acétonurie.* Thèse, Paris 1898.

sique en lui-même était incapable de produire l'acétonurie, mais que la narcose opératoire était indispensable. Or, j'ai répété ses expériences avec le
même succès et j'ai trouvé également de l'acétone
chez les opérés endormis à l'éther, au chloroforme ;
mais un jour, ayant examiné par erreur les urines
d'un malade qui devait être opéré sous le chloroforme, mais dont l'opération avait été retardée au
lendemain, et ayant trouvé de l'acétone, j'ai été
amené à examiner de parti pris les urines de ces
malades avant l'acte chirurgical, et je dois dire que,
dans les trois quarts des cas, j'ai trouvé de l'acétone
et en quantité notable. Quelle pouvait donc en être
la cause? Je fus un certain temps à la trouver, tellement elle était simple et banale.

N'a-t-on pas en effet l'habitude dans les services
de chirurgie de « préparer » (c'est le terme classique)
la veille tout malade devant subir une opération le
lendemain? Or cette « préparation » qui dure vingt-
quatre ou trente heures consiste en une purge suivie
de la diète rigoureuse pendant toute la journée qui
précède l'acte opératoire. Après l'opération, le
malade, reporté dans son lit, reste encore vingt-
quatre heures sans rien absorber d'autre qu'un peu
de liquide ; il se trouve donc en état de jeûne presque
absolu depuis vingt heures avant l'opération, et
depuis trente ou trente-six heures, si les urines sont
examinées seulement à la fin de la journée où l'opération a été faite. Comment n'aurait-il pas d'acéto-

nurie ? J'ai constaté de plus que dans des cas semblables l'acétonurie était beaucoup moindre quand la « préparation » avait été faite sans purgation. Ceci m'a donné l'idée de rechercher l'acétonurie, non plus chez les opérés, mais *chez les sujets purgés* un peu activement et j'ai pu la déceler dans 80 p. 100 des cas environ. Ceci ne vient-il pas à l'appui des faits signalés par M. Burlureaux dans son livre sur la purgation[1], quant au nom de la clinique il s'élève contre l'inutilité et les dangers de la purgation ? L'expérimentation et l'examen des urines peuvent prouver en effet, en décelant l'acétone urinaire, que la purgation active la dénutrition en augmentant l'autophagie.

Je pense donc ne pas trop m'avancer en concluant après l'examen de tous ces faits que je viens de vous soumettre, que *l'acétonurie est toujours le témoin d'un certain degré d'autophagie* ; or celle-ci est trop souvent capable de réagir d'une façon malheureuse sur l'organisme par les produits toxiques nés du dédoublement des albumines corporelles pour qu'on ne soit en droit de craindre son apparition. Voilà pourquoi avec MM. Linossier, Chassevant et Burlureaux je ne puis me défendre d'une certaine appréhension à l'idée de conseiller le jeûne et les purgations pendant trois jours *à de vrais diabetiques.* Quant *aux autres glycosuriques, aux arthritiques,* aux insuffisants hépatiques je crois comme je le

---

[1] BURLUREAUX. *La purgation danger social,* Perrin, édit.

disais en commençant qu'avec un régime bien réglé et une réduction raisonnée de la ration alimentaire, on peut arriver, peut-être moins vite, mais aussi sûrement, à la disparition de la glycosurie qu'avec le jeûne absolu et les purgations.

Il y a donc une importance capitale, dans l'étude des glycosuries, à se rendre compte par un examen sérieux du diagnostic exact de son malade. Chassevant nous a montré toute la délicatesse de l'examen chimique qui doit être fait, mais je vois dans sa communication un mot sur l'*examen fractionné des urines* ; c'est sur cet examen que je voudrais maintenant attirer votre attention :

En effet, pour distinguer les glycosuries du diabète, il est de toute importance de se rendre compte du *rapport qui peut exister entre l'élimination urinaire du sucre et la digestion*, et pour ce faire le fractionnement des urines est indispensable.

Depuis une dizaine d'années, le professeur Gilbert et ses élèves se servent dans l'examen des urines des diabétiques d'une méthode qui consiste à fractionner les émissions et à analyser séparément les échantillons ainsi prélevés.

Cette méthode a été décrite pour la première fois en 1899 par Gilbert et Weil, et a fait l'objet d'un article paru dans la *Semaine médicale*[1].

Depuis, Gilbert et Lereboullet ont repris cette étude

---

[1] GILBERT et WEIL. Diabète sucré par insuffisance chronique du foie, *Semaine médicale*, 1899.

et ont arrêté les détails de la technique de l'examen des urines. Celles-ci sont recueillies toutes les quatre heures, sauf pendant la nuit où l'intervalle est de huit heures entre minuit et huit heures du matin. Le premier déjeûner est supprimé, et les deux seuls repas sont donnés à midi et sept heures du soir. Il est recommandé aux malades de ne rien absorber en dehors des repas. On est donc en possession de 5 échantillons d'urine émis soit après les repas, soit loin de ceux-ci, et si la glycosurie est en rapport avec la digestion, la teneur en sucre de chaque échantillon doit le montrer.

Grâce à cette méthode, qui a été exposée dans une série de travaux[1], Gilbert et Lereboullet ont pu établir avec plus de précision les caractères de deux grandes classes de diabète déjà admises dans le travail initial de Gilbert et Weil, caractères dont les principaux sont fournis par le rythme de l'élimination du sucre dans les vingt-quatre heures.

Certains diabètes sont nettement influencés par la digestion et présentent un ou plusieurs maxima

---

[1] Du diabète par hyperhépatie dans les cirrhoses pigmentaires. GILBERT, CASTAIGNE et LEREBOULLET, *Soc. de Biologie*, mai 1900.

Cirrhose alcoolique hypertrophique avec diabète. GILBERT, CASTAIGNE et LEREBOULLET, *Soc. de Biologie*, 12 mai 1900.

Les opothérapies dans le diabète sucré. GILBERT et LEREBOULLET, *Gazette hebdomadaire*, 10 octobre 1901.

Du diabète par anhépatie dans les cirrhoses. GILBERT et LEREBOULLET. *Soc. de Biologie*. 21 décembre 1901,

Du diabète pancréatique par auto-infection. GILBERT et LEREBOULLET, *Revue de medecine*, novembre 1906.

d'élimination du sucre situés dans les heures qui suivent les repas, avec un minimum correspondant au jeûne nocturne : ce sont des diabètes par *insuffisance du foie* ou *par anhépatie*.

Chez d'autres, au contraire, l'examen fractionné des urines *montre une glycosurie* ordinairement continue, dont le taux du sucre se maintient à peu près aussi élevé dans les périodes de jeûne qu'après les repas. Beaucoup moins nettement influencés par la période digestive, la glycosurie persistante et même augmentant parfois pendant le jeûne, ces diabètes ont été classés sous la dénomination de *diabètes par hyperhépatie*.

En 1905, sur les conseils de mon maître, M. le professeur Gilbert, j'avais commencé quelques recherches ayant trait à l'influence du bicarbonate de soude en général et de l'eau de Vichy en particulier sur le fonctionnement du foie ; et pour me rendre compte de quelle façon le foie s'acquittait de sa fonction glycoso-fixatrice, j'avais été amené à chercher le taux maxima d'utilisation des hydrates de carbone chez l'homme sain et chez le glycosurique. Mis en possession d'une technique très sensible, j'avais été surpris de voir qu'en fractionnant les urines encore davantage, et en les analysant, par exemple, d'heure en heure après un repas légèrement chargé en aliments hydrocarbonés, on retrouvait invariablement, et cela même chez les sujets non glycosuriques, un ou deux échantillons qui réduisaient nettement la liqueur de Fehling. J'abandonnai alors la piste sur laquelle je m'étais lancé tout d'abord pour suivre la seconde qui me paraissait plus intéressante.

Je savais déjà par les travaux de Gilbert, Weil et Lereboullet quels renseignements précieux au point de vue diagnostic pouvait donner le fractionnement des urines chez les diabétiques ; *or j'entrevoyais la possibilité d'obtenir un renseignement de l'examen très fractionné des urines du sujet sain*, et peut-être la possibilité de contrôler cette *glycosurie physiologique* décrite autrefois par Brucke, par Pavy, Worm-Muller et Quinquaud.

Voici dans tous les cas ce que j'ai pu observer. Si l'on recueille d'heure en heure les urines d'un sujet normal, soumis à un régime alimentaire normal, et si on les examine au point de vue glycose par la liqueur de Fehling titrée, après défécation par le sous-acétate de plomb, on trouve presque toujours, dans les échantillons émis deux ou trois heures après les repas, une quantité notable d'une subtance qui réduit nettement la liqueur de Fehling.

J'avais d'abord pratiqué cette recherche sur une vingtaine d'urines émises, par des sujets normaux, en prenant les 12 échantillons correspondant à la période diurne entre sept heures du matin et sept heures du soir, mais je n'avais ainsi que les résultats d'une seule digestion : la digestion de midi. Pour avoir le cycle complet des deux digestions de midi et sept heures du soir et la période de jeûne nocturne, j'ai pratiqué ce même examen pendant les douze heures de jour et les douze heures de nuit. J'avais donc 24 échantillons recueillis d'heure en heure que j'ai examinés comme précédemment.

Quatre fois j'ai renouvelé l'expérience sur des sujets différents, et les résultats que j'ai obtenus ont été les mêmes que ceux que je vous signalais plus haut. Voici à titre d'exemple l'une des courbes de résultat obtenue ainsi : les autres, à part de légères différences de chiffres, sont semblables et peuvent presque exactement se superposer. Voici comment on peut la résumer :

Pas trace de réduction de la liqueur de Fehling au moment du réveil et dans l'heure qui suit ; très légère réduction une heure après un premier déjeuner composé de pain et de chocolat ou de pain et de lait, puis de nouveau aucune réduction jusqu'à la deuxième heure qui suit le repas de midi où se montre un premier maximum atteignant entre 15 et 20 milligrammes de substance réductrice, enfin chute à 0 progressive en une heure ou deux. Un deuxième maximum se montre deux heures après le repas du soir, dépassant légèrement celui du repas de midi, puis plus de réduction jusqu'au lendemain.

Il restait à savoir *quelle substance intervenait aussi régulièrement dans la réduction de la liqueur de Fehling* ; était-ce du sucre ou simplement de ces matières réductrices comme Gilbert et Weil en ont

signalé dans certains cas de glycosurie par insuffisance hépatique[1]? Le *polarimètre* aurait été ici
d'une grande utilité, mais deux difficultés surgis-
saient pour permettre son emploi : l'une provenant
du *manque de sensibilité* du polarimètre qui, au-
dessous de 20 ou 30 centigrammes de glycose au
litre, ne donne que des résultats incertains; l'autre
provenant *du faible volume d'urine* dont on dispo-
sait, car l'émission horaire de l'urine, principalement
après le repas, ne dépasse guère 30 à 40 centimètres
cubes; or il en aurait fallu trois ou quatre fois plus
pour garnir après défécation convenable le tube du
polarimètre. J'étais donc bien *obligé de me contenter du dosage par la liqueur de Fehling*, après
défécation par le sous-acétate de plomb.

Pour me rendre compte si l'absorption du sucre et
des *aliments hydro-carbonés* ou *leur suppression
du régime alimentaire avait une influence* sur cette
substance réductrice, je recommençai les mêmes
épreuves en modifiant le régime alimentaire de mes
sujets, et il fut facile de constater qu'avec un régime
riche en féculents, la réduction était très nette, elle
était par contre réduite à 0 après les repas composés exclusivement de viande et de graisses. Je me
*rapprochais donc ainsi de la possibilité d'une gly-
cosurie* vraie mais *transitoire*, sans pouvoir en posséder la preuve absolue, d'ailleurs j'avais fait pra-

---

[1] GILBERT et WEIL. Du diabète sucré par insuffisance chronique du foie. *Semaine médicale*, 1899.

tiquer entre temps, sur quelques échantillons d'urine très nettement réductrice, la *défécation par le nitrate acide de mercure*. Cette défécation beaucoup plus délicate et longue, mais aussi plus parfaite pour l'élimination des substances réductrices autres que le sucre, avait donné des résultats semblables.

Depuis, j'ai poursuivi cette étude non plus chez les sujets normaux, mais, d'une part, *chez les arthritiques glycosuriques et les insuffisants hépatiques* et, d'autre part, *chez les diabétiques vrais en cherchant la modification de l'élimination du sucre que pouvait* apporter chez ces glycosuriques la *cure de Vichy*. Deux examens étaient donc pratiqués pour chaque malade, le premier au début et le second à la fin de la cure.

Pour les *diabétiques vrais*, pour ceux dont la glycosurie diminue sans disparaître complètement, la courbe obtenue est irrégulière et sans rapport précis avec la digestion. Il est impossible d'en tirer une conclusion pratique.

Quant aux *arthritiques glycosuriques*, aux insuffisants hépatiques, ils se reconnaissent très facilement rien que par la courbe de résultat que fournit leur analyse d'urines. Avant la cure, leur émission sucrée peut ainsi se schématiser : pas ou presque pas de sucre au réveil, un maximum deux heures après le déjeuner, puis lente chute vers 0 ; un second maximum deux heures après le dîner, puis chute vers 0 à 9 heures ou 10 heures du soir. Le tout forme une moyenne de 10 à 20 grammes de glycose dans les vingt-quatre heures dont l'émission se fait par conséquent en deux fois au moment du plus fort de la digestion.

La courbe observée en fin de cure est aussi très intéressante, car, dans certains cas favorables, toute glycosurie a disparu, tout au moins celles qu'on décèle habituellement par l'examen du total des urines des vingt-quatre heures, mais il n'en est pas de même si le fractionnement des urines est pratiqué, car ces glycosuriques guéris présentent encore des émissions sucrées infinitésimales, il est vrai, mais décelables aisément dans l'échantillon d'urine de la deuxième heure après les repas. En somme leur courbe est identiquement semblable à celle des sujets normaux avec cette différence toutefois que, si l'on permet au glycosurique guéri un léger excès d'aliments hydro-carbonés, on voit immédiatement le sucre réapparaître dans l'urine aux mêmes moments que précédemment mais en quantité suffisante pour que le polarimètre puisse affirmer des traces de glycose réparties sur l'ensemble des urines émises. C'est ce que je cherchais à démontrer.

En somme, un glycosurique occasionnel ramené à 0 par l'hygiène alimentaire ou la cure alcaline se comporte au point de vue urinaire au moment de la digestion comme le sujet normal, et certaines fractions de ses urines réduisent la liqueur de Felhing.

Mais chez le sujet normal, on ne peut affirmer que ce soit du sucre, tandis que chez l'ancien glycosurique on peut le démontrer.

Il faudrait donc peu de chose pour trancher la question de la glycosurie physiologique en rapport avec la digestion. Elle ne le sera que lorsqu'on saura exactement quelle est cette substance réductrice qui, semblable aux sucres, réduit la liqueur de Fehling malgré la défécation la plus soigneuse. Si j'ai tant insisté sur ce second point de ma communication, c'est pour montrer combien il est important d'agir avec précision et minutie dans les analyses de sucre urinaire, pour être en droit d'en tirer des déductions sur l'étiologie, le diagnostic et le pronostic du diabète.

En résumé, d'accord en cela avec MM. Linossier, Laumonier, Gaultier, Chassevant et Laufer, qui ont pris part à cette discussion sur le traitement du diabète, je ne pense pas que la privation absolue d'aliments pendant trois jours, ainsi que le propose Guelpa dans son intéressante communication, puisse donner des résultats de beaucoup supérieurs à ceux que procure le régime alimentaire sagement réglé suivant chaque malade.

Avec Laumonier, Chassevant et Burluraux, je crois que le jeûne aggravé par des purgations quotidiennes peut être dangereux pour certains diabétiques vrais, car il les expose à l'intoxication par destruction et dédoublement des albumines corporelles due à l'autophagie au moment du jeûne, autophagie toujours annoncée par l'acétonurie.

Je crois comme Chassevant qu'il est nécessaire dans tous les cas de glycosurie d'assurer son diagnostic par un examen chimique des urines avec examen du bilan nutritif et de faire fractionner les émissions d'urines comme le professeur Gilbert le fait pratiquer depuis une dizaine d'années de façon à se rendre un compte exact de la nature et du pronostic de la glycosurie.

M. GUELPA. — Lors de la discussion du 27 janvier, au sujet du traitement du diabète, notre distingué président nous a rappelé que ses recherches cliniques lui avaient démontré que, chez les enfants tuberculeux, les déchets en urée et en phosphates étaient supérieurs d'un tiers à celui des enfants normaux, en outre il nous a dit que les études physiologiques de M. Laufer avaient confirmé ses résultats. Si je tiens volontiers pour exacts ces constatations, par contre je ne saurais suivre M. Barbier dans l'interprétation qu'il en fait et les déductions thérapeutiques qu'il en tire.

En effet, pour nos deux collègues, cet excédent de déchets implique thérapeutiquement une augmentation compensatrice de la ration alimentaire. Personnellement, je me refuse à admettre cette équation. Si le raisonnement dont elle participe était physiologiquement logique, comme dans le diabète les malades perdent souvent d'énormes quantités de sucre, MM. Barbier et Laufer, avec leur rigorisme mathématique, devraient compenser ces pertes par une augmentation proportionnelle des aliments générateurs du sucre organique.

Plus respectueux des enseignements de la nature, j'estime que si, durant le cours de la maladie, l'organisme se débarrasse de certains éléments, c'est que ces éléments le gênent dans sa lutte et que leur élimination est directement ou indirectement nécessaire à son triomphe. Notre devoir de thérapeute est donc de favoriser et non de contrarier cette élimination. Toute la question est de rechercher quels sont les moyens les plus sûrs, les plus rapides pour atteindre ce but.

J'ai la conviction que nous les trouverons dans une voie opposée à celle que nous indiquent MM. Barbier et Laufer.

*
* *

Les faits rapportés par notre honorable collègue M. Deschamps sont très intéressants. Ils s'ajoutent au maigre bilan de ces cas heureux mais rares que tout médecin a pu observer avec les différents traitements déjà préconisés, surtout quand ces traitements sont longtemps poursuivis. Ces cas, je les avais déjà signalés dans ma première communication. Je vous ai même cité dans mon observation III l'histoire d'un diabétique, ayant plus de 300 grammes de sucre, que le simple régime lacté (cure de Donkin) avait guéri pendant de nombreuses années. J'ai dû également de persistantes guérisons à la méthode de Bouchardat et à celle des légumes verts et fruits. Mais ces guérisons sont exceptionnelles; en règle générale on n'a malheureusement que des atténuations de la maladie quand ce ne sont de réels insuccès.

Ce qui différencie ma cure de celles qui l'ont précédée, ce qui constitue son indiscutable supériorité, c'est précisément la rapidité et la sûreté de son action, même dans les cas les plus graves. Ces avantages sont si décisifs, que la méthode de M. Deschamps n'aura plus lieu d'être appliquée que lorsque, par caprice ou pusillanimité, le malade préférera la voie longue et moins sûre de notre collègue.

Je partage pleinement l'avis de M. Deschamps au sujet de l'influence qu'exercent les ptoses sur la glycosurie qu'elles atténuent et font même disparaître. Ce phénomène confirme une fois de plus la thèse, que nous soutenons tous ici, sur la nécessité de la restriction des aliments aux diabétiques. En effet, la ptose réalise pathologiquement la restriction alimentaire. Les viscères abdominaux abaissés, mal soutenus, fonctionnant défectueusement, entraînent la viciation de l'acte digestif et empêchent partiellement l'assimilation des matériaux nutritifs.

*
* *

Dans son intervention en ce débat, M. Bardet nous a rendu compte de l'essai de mon traitement du diabète, que sur ses conseils M. Albert Robin a bien voulu faire. Le résultat a prouvé que la disparition du sucre et l'amélioration de l'état général sont des faits réels, à la suite de la suppression des aliments. Il est regrettable que la malade n'ait pas voulu répéter, comme il l'aurait fallu, la cure de temps en temps. Elle serait ainsi, arrivée à la guérison durable qui doit être la règle dans les diabètes fonctionnels, quand on a soin de prescrire une alimentation choisie et restreinte dans les intervalles de plus en plus grands qui séparent les périodes de cure.

Si, à la malade qui fait l'objet de l'observation de M. Bardet, on avait administré la purgation que je conseille, l'amaigrissement aurait été plus rapide, le bien-être éprouvé plus satisfaisant. Très probablement alors les médecins et la malade auraient été davantage engagés à répéter la cure.

Je tiens à bien affirmer que l'on ne doit pas craindre l'amaigrissement qui est une condition *sine qua non* de l'obtention de la vraie guérison. Il est donc indispensable que l'organisme vive de temps à autre sur lui-même jusqu'à ce que ses éléments

6.

les plus compromis soient détruits et renouvelés. Or,
cette destruction ne saurait être réalisée avec assez
de rapidité et de sûreté par la simple saturation
proposée par M. Bardet. A ce point de vue, la purgation abondante est absolument indiquée. Elle présente l'avantage capital de supprimer les infections
et intoxications d'origine intestinale qui entravent
la fonction hépatique. C'est lorsque le foie élabore
des produits imparfaits et joue moins vigoureuse-
ment son rôle antitoxique que nous assistons au
développement du diabète.

Au cours de son argumentation, mon excellent
ami Bardet a parlé du danger d'irriter la muqueuse
gastrique par la purge. C'est encore un de ces préjugés qui ne se basent sur aucun fait réel et dont il
est temps de nous débarrasser. L'attention éveillée
par ce préjugé, j'ai, au cours de plus de trois cents
purgations prises moi-même ou administrées à mes
malades, essayé de me rendre compte de la réalité
et de l'importance de cet inconvénient. Je n'ai
jamais eu une seule fois, l'occasion de le constater,
surtout quand les purges sont répétées.

Mes observations m'autorisent aujourd'hui à
déclarer que l'irritation déterminée par la purge (je
m'en tiens pour le moment à l'eau de Janos) n'est
probablement guère plus grande et plus durable que
celle que nous observons à la peau après un bain
précédé d'une forte friction savonneuse. Si parfois
de graves manifestations irritatives éclatent, soyez

persuadés qu'elles ne proviennent pas de la purge.
Incriminez plutôt l'introduction trop hâtive des aliments dans le tube digestif ou plus souvent encore
l'insuffisance de la purgation qui ne fait que mobi-
liser et non éliminer complètement les produits
toxiques. Vous en avez la preuve évidente dans le
fait que les malaises, la sensibilité intestinale
éprouvés sont toujours moindres après une deuxième
et troisième purgations qu'après la première, à la
condition toutefois que l'on n'introduise aucun aliment dans leur intervalle. D'où le conseil très utile
de ne jamais permettre à un malade de s'alimenter
avant que vingt-quatre heures ne se soient écoulées
depuis la prise de la purgation. Ce délai est nécessaire à la réparation de l'épithélium, surtout si les
aliments à prendre sont très fermentescibles, comme
la viande crue et les œufs.

*
* *

J'en arrive à l'argumentation de M. Laufer, que je
suivrai pas à pas, sauf dans son incursion plus spiri-
tuelle que scientifique sur la question sociale. Je
lui ferai tout d'arbord observer que, si les physiologistes savent depuis longtemps que le jeûne fait
disparaître la glycosurie, si les cliniciens ont appliqué et appliquent encore de façon passagère le
jeûne, jamais personne que je sache n'en a fait une
utilisation vraiment scientifique et pratique. Je suis

même étonné qu'un fait positif, connu depuis les temps les plus reculés, à la portée de tous, n'ait pas été étudié et que l'on n'ait jamais songé à en déduire sa haute valeur thérapeutique pour la guérison des maladies, et à utiliser sa vertu préventive pour la conservation de la santé.

M. Laufer semble particulièrement préoccupé des dangers que pourraient entraîner les jeûnes répétés de ma cure. Ces dangers n'existent pas. Mes multiples expériences m'autorisent à les traiter d'imaginaires. Seul un esprit prévenu. nourri des fausses idées, qui ont actuellement cours, sur la faim et les besoins pressants que l'organisme aurait de réparer ses pertes, peut leur accorder quelque créance. Il suffit de vouloir expérimenter sincèrement pour s'en convaincre de la façon la plus positive.

De ces prétendus dangers, le plus impressionnant serait à coup sûr celui du coma diabétique. Sur ce point, je ne dirai qu'une chose, qui a quelque importance : je ne l'ai jamais observé, et pour cause. Notre cher secrétaire général en a fait lumineusement justice dans une argumentation éminemment persuasive. Je le remercie de sa savante réfutation. Elle est de nature à rassurer les esprits les plus timorés.

Je m'étendrai davantage sur la désassimilation intense de l'azote et les pertes importantes de sels minéraux que provoque ma cure et qui constitueraient, suivant M. Laufer, un gros iconvénient.

Si notre collègue avait eu connaissance de mon travail *Sur le renouvellement des tissus et le rajeunissement des fonctions*, présenté et discuté à la Société de médecine de Paris, il saurait que c'est précisément cette destruction intensive des éléments que je veux activer, au besoin provoquer. Ainsi que je l'ai dit, répondant à M. Bardet, ces éléments sont des matériaux usés, intoxiqués, dont il faut complètement et au plus tôt débarrasser l'organisme si l'on veut rendre possible une guérison vraie et durable. Ce point de vue a échappé à M. Laufer et c'est ce qui lui a fait considérer comme inconvénient ce qui, bien réglé, constitue au contraire le facteur indispensable et capital de la cure.

Parlerai-je de son auto-expérience qui l'a amené, inévitablement, à de fausses conclusions, les seules possibles, du reste. Il me paraît que, lorsque l'on veut contrôler la solution d'un problème, on ne commence pas par en modifier ou retrancher plusieurs des données. M. Laufer a cependant cru pouvoir le faire. Après un jour pour lui, deux pour son malade, il a interrompu son expérimentation et, tout de go, il a conclu que la cure par le jeûne et la purge n'était pas pratique, bien plus, qu'elle était dangereuse par la faiblesse qu'elle déterminait.

En considérant que cette cure a toujours été passablement supportée par un très grand nombre d'hommes, de femmes et même d'enfants, je puis, sans crainte d'être démenti par les événements, affirmer à M. Laufer qu'il a eu tort de n'avoir pas fait preuve de plus de volonté pour son malade et vis-à-vis de lui-même. Dès sa première expérience, mieux encore après d'autres, il aurait constaté que ce qu'il dénomme improprement faiblesse, et qui n'est en réalité que la manifestation de l'intoxication mineure de l'organisme, aurait diminué ou disparu dès le lendemain, faisant place à un bien-être général, traduit par une activité physique et intellectuelle plus parfaite. Quant à son malade, il aurait très certainement eu un arrêt dans l'évolution de son diabète ; arrêt qui aurait pu être transformé en guérison définitive par les répétitions plus ou moins éloignées de ma cure, à la condition toutefois que dans l'intervalle des cures notre collègue aurait prescrit l'excellent régime alimentaire qu'il conseille.

M. Laufer, par ailleurs, trouve que ce que j'ai réalisé n'est pas la cure du diabète, mais le traitement de certains symptômes, de la glycosurie. N'est-ce donc pas une vraie cure de cette diathèse, lorsque, chez des malades graves et anciens, en même temps que la disparition du sucre dans les urines et des diverses manifestations diabétiques, on obtient le relèvement de l'état général caractérisé par la recoloration saine des téguments, le retour à la norme de la respiration et de la circulation et la régularisation de toutes les fonctions mêmes psychiques, comme en témoigne la netteté de la pensée, la facilité de l'idéation ?

Notre collègue voudrait-il me dire quelles autres conditions doivent être remplies pour qu'on puisse affirmer qu'il s'agit d'une vraie cure du diabète ?

M. Laufer estime que dans mon travail il n'y a qu'un élément personnel, la purgation. Notre collègue se trompe. Je n'ai pas du tout ce mérite. De tout temps, la thérapeutique a utilisé la purgation. Récemment même M. Burlureaux l'a traitée de « danger social ». Je n'ai pas davantage l'illusion d'avoir inventé le jeûne comme application hygiénique. Ce qui peut présenter quelque originalité, ce qui, je crois, n'a jamais été conçu et appliqué scientifiquement, et avec le succès le plus certain, c'est l'utilisation simultanée du jeûne et de la purge dans le but précis d'assurer, de précipiter la destruction et le renouvellement des éléments organiques avec, comme corollaire, le rajeunissement des fonctions. Ajouterai-je que jusqu'aujourd'hui les faits ont pleinement répondu à mon attente? J'attends encore les expériences sérieusement conduites susceptibles de modifier ma conception.

M. Laufer nous a parlé de ses recherches, qui lui ont permis d'établir les règles pour le régime d'épreuve individuelle des diabétiques, et mieux, d'aboutir à ce qu'il appelle une guérison.

Je ne contesterai pas les mérites réels de ses recherches, et la valeur de ses résultats, mais je le prie de bien vouloir faire lui-même la comparaison entre la durée et les résultats du traitement qu'il conseille, et ceux de la méthode que je propose. Je ne suis pas inquiet sur les déductions qu'il tirera des faits bien contrôlés.

Pour en terminer avec l'argumentation de M. Laufer et pour éviter tout malentendu, je tiens à bien préciser que la guérison durable, définitive du diabète, n'est possible qu'à la condition de refaire ma cure par intervalles plus ou moins rapprochés, prescrivant dans les périodes intercalaires un régime de réduction, jusqu'à un certain degré d'amaigrissement indispensable, et variable selon les malades, et jusqu'à disparition durable de tous les phénomènes morbides. Enfin, je répète que ces guérisons définitives ne seront possibles que dans les cas où il n'y a pas de lésions anatomo-pathologiques.

La communication de M. Mauban sur l'acétonurie des diabétiques, et l'examen fractionné des urines des diabétiques a été très intéressante. J'ai personnellement beaucoup profité de la deuxième argumentation, à laquelle je n'aurais rien à objecter si ce n'était la nécessité de contester la division que, après Gilbert, Lereboullet et Laufer, il a adopté du diabète en deux grandes classes : le diabète vrai et la glycosurie. Cette division était justifiée quand on se trouvait en présence de certains diabétiques, chez lesquels il n'était jamais possible de faire disparaitre totalement le sucre des urines. Mais aujourd'hui qu'on a les preuves évidentes que toutes les manifestations du diabète finissent par disparaître complètement par la privation des aliments et les purgations réglées scientifiquement et alternées avec le régime de restriction, cette division ne serait pas plus rationnelle, que la classification de la coqueluche ou de toute autre maladie en deux catégories, parce qu'un certain nombre guérirait en moins d'un mois et que les autres exigeraient une période plus longue. Vous trouveriez certes cette classification par trop artificielle.

Dans le diabète vrai ou la simple glycosurie, le fait capital est l'élimination anormale de sucre par les urines. Sur des sujets à organes relativement sains, lorsque le diabète est encore léger, ses manifestations peuvent disparaître avec la simple restriction plus ou moins sévère des aliments, tandis que chez d'autres le sucre ne disparaîtra totalement qu'à la suite d'une privation alimentaire absolue, poursuivie et répétée autant qu'il le faudra. Toutefois retenez bien le fait : ce sucre urinaire finit toujours par disparaître, contrairement à ce qu'on croyait précédemment. Il n'y a donc entre ces deux états diabétiques qu'une différence plus ou moins grande de rapidité dans la guérison définitive, différence insuffisante, pour constituer deux maladies. Ceci dit, il est logique de trouver inexact l'affirmation de M. Mauban qu'il obtiendrait des résultats aussi heureux que ceux obtenus en surveillant le régime alimentaire et en réduisant l'alimentation. Je conteste donc son affirmation : 1° parce que dans les cas graves il n'obtiendrait pas la disparition définitive de toutes les manifestations diabétiques ; 2° parce que pour obtenir des résultats même médiocres, il serait obligé de faire une dépense de temps et de soins incomparablement supérieure à ceux que nécessite ma cure.

L'objection capitale de l'argumentation de M. Mauban se confond avec celle de M. Laufer qui est que : jusqu'aujourd'hui l'autophagie a été considérée par tous les auteurs comme le plus grand danger. Il nous a dit que cette autophagie se rencontre dans le jeûne volontaire, dans les gastro-entérites, dans l'appendicite, dans les vomissements périodiques des enfants, dans le cancer, chez les hystériques et chez les neurasthéniques qui ne s'alimentent pas, dans le diabète vrai et dans le pancréatique, et même chez les opérés quand ils ont été à la diète avant et après l'opération. Cette autophagie est prouvée par la présence croissante de l'acétone dans les urines de tous ces malades.

Loin de moi l'idée de contester tous ces faits, qui ne font que démontrer, justifier de plus en plus la vérité et le but de ma thèse. Malgré l'ensemble des faits qui ont confirmé mes études sur le renouvellement des tissus, j'ai voulu, après la communication de M. Mauban, pouvoir contrôler par des expériences, la fréquence de l'apparition et de l'augmentation progressive de l'acétone pendant le jeûne complété par la purgation.

Pour cela j'ai entrepris de nouveau une cure de près de quatre jours, et j'ai prié un de mes plus charmants clients, un diabétique indocile, qui a bien voulu pour l'occasion m'être agréable, de faire à son tour une cure de trois jours. Seulement, à cause d'un malentendu, je n'ai pu avoir que son urine avant le traitement et celle du deuxième jour de cure. Ces recherches analytiques ont été pratiquées avec le soin consciencieux et l'habileté éprouvée de M. Maincent, un des anciens et plus distingués internes de notre collègue M. Portes. C'est vous dire leur grande valeur. Vous y trouverez une constatation qui vous étonnera profondément : c'est l'absence totale d'acétone chez mon diabétique avant et pendant la cure. Au premier abord j'en ai été très surpris, mais après réflexion et fort d'une indiscrétion, je suis à même de pouvoir vous en donner l'explication. Mon malade, grand buveur de bocks et de champagne, malgré ma recommandation de ne prendre, en dehors des purgations, que des boissons aqueuses (thé, tisanes, café, eau d'Évian, etc.), pour atténuer un peu son sacrifice, a ajouté, sans me l'avouer, et je ne sais combien de fois, quelque correctif alcoolisé à la crudité des boissons aqueuses. C'est ce qui a probablement empêché la production de l'acétone. Ce moyen pourrait être une consolation pour ceux qui ont le

Analyse des urines de M. B...

	1er JOUR (avant la cure.) URINE NORMALE		2e JOUR		3e JOUR (2e de la purgation.)	
Caractères généraux.	normaux		»		normaux	
Volume en 24 heures	4 litres		»		4 litres	
Réaction	acide		»		acide	
Densité à 15°	1.021,4		»		1.010.5	
	PAR LITRE	PAR 24 HEURES	PAR LITRE	PAR 24 HEURES	PAR LITRE	PAR 24 HEURES
Urée	6gr,77	27gr,08	»	»	13gr.30	13gr.30
Acide urique	0gr.377	1gr,408	»	»	0gr.344	0gr.688
Rapport de l'acide urique à l'urée.	1.17.9	»	»	»	1/19	»
Acide phosphorique anhydre . . .	1gr,480	5gr.920	»	»	0gr,877	1gr.754
Rapport de l'acide phosphorique à l'urée.	1/4.5	»	»	»	1.75	»
Acide sulfurique anhydre	0gr,75	3 gr.	»	»	»	»
Chlorure de sodium	4gr,40	17gr,60	»	»	»	»
Albumine	absence		»		absence	
Glucose	24gr,20	96gr,80	»	»	5gr.90	11gr.80
Urobiline	quantité peu import.		»		proport. très import.	
Indoxyle	proport. assez import.		»		quantité peu import.	
Acétone.	absence		»		absence	

Analyse des urines de M. le Dr G...

	1er JOUR (urine normale.)		2e JOUR (1er de la purgation.)		3e JOUR (2e de la purgation.)		4e JOUR (3e de la purgation.)	
Caractères généraux . . .	normaux		normaux		normaux, avec abondant dépôt d'urates.		normaux, sans dépôt d'urates, qui se précipitent abondamment par addition d'acide.	
Volume en 24 heures . .	1.600 cc.		1.440 cc.		inconnu		460 cc.	
Réaction	nettement acide		acide		acide		acide	
Densité à 15°	1.024.8		1.017,8		1.032,6		1.025.7	
	PAR LITRE	PAR 24 HEURES	PAR LITRE	PAR 24 HEURES	PAR LITRE	PAR 24 HEURES	PAR LITRE	PAR 24 HEURES
Urée	19gr.34	30gr,94	17gr,90	20gr.41	»	»	»	»
Acide urique.	0gr,869	1gr,390	0gr.369	0gr,421	»	»	»	»
Rapport de l'acide urique à l'urée	1,22	»	1,48	»	»	»	»	»
Acide phosphorique anhydre	1gr,794	2gr,870	1gr,169	1gr,332	»	»	»	»
Rapport de l'acide phosphorique à l'urée . . .	1,10.7	»	1,45	»	»	»	»	»
Acide sulfurique anhydre.	1gr,50	2gr.40	2gr.40	2gr,74	»	»	»	»
Chlorure de sodium . . .	14gr.10	22gr.56	7gr.30	8gr,32	»	»	»	»
Éléments anormaux . . .	absence		absence		absence		absence.	
Acétone.	absence		absence		une petite quantité.		quantité assez importante, bien supérieure à celle du jour précéd.	

cauchemar simpliste de l'autophagie immédiate. Mais pour moi cela ne constitue, qu'une entrave de plus pour l'arrêt de la maladie. En effet, contrairement à tous mes autres diabétiques, il n'est pas parvenu à faire disparaitre totalement le sucre de ses urines.

Le résultat de l'analyse de mes urines confirme les faits de M. Mauban. A l'état normal et le premier jour de cure, elles ne contenaient pas d'acétone, mais celui-ci apparaissait le second jour pour augmenter le troisième ; il diminuait immédiatement après la cure pour disparaître le deuxième jour de vie normale.

Les analyses sont détaillées dans les tableaux précédents.

Comme vous voyez, nous pouvons admettre presque comme indiscutable la conclusion si bien formulée par M. Mauban, que :

L'acétonurie n'est pas l'indication d'un état pathologique spécial, ce n'est pas le symptôme initial de l'acétonémie, mais c'est le symptôme le plus certain de l'autophagie par destruction des réserves corporelles en hydrates de carbone, en graisses et principalement en albuminoïdes, provoquée par le jeûne momentané ou prolongé et par l'inanition relative ou absolue.

Oui, l'acétone est la manifestation la plus certaine de l'autophagie, aussi bien dans l'état pathologique que dans celui physiologique. L'acétone est incontestablement un des débris de la destruction cellulaire ; sa présence dans les urines est le témoignage certain de la réduction organique.

Sur les faits donc, pas de contestations avec M. Mauban, et avec tous ceux qui l'ont précédé dans l'étude du diabète. Mais ce qui, je crois, les a amenés à des déductions hygiéniques et thérapeutiques non seulement trompeuses, mais profondément dangereuses, c'est leur interprétation erronée de ces faits.

Pour mieux faire comprendre ma manière de voir dans cette question, permettez-moi de commencer par une comparaison.

Supposons le cas d'un particulier dont les affaires commencent à péricliter. S'il continue le même train de vie, petit à petit la gêne financière s'établit, les saisies surviennent avec vente forcée et dépossession successive et violente des éléments constitutifs de sa maison (chevaux, voitures, objets précieux, châteaux, etc.). De chute en chute il arrive à la déchéance totale, à la ruine. Voilà ce qui survient inévitablement si le malheureux, en présence de sa situation périclitante, n'a pas l'intelligence et la décision de faire volontairement et en temps utile le sacrifice d'une partie des éléments de luxe, qui ne sont pas indispensables à son existence, et qui, liquidés assez tôt peuvent lui permettre de concentrer ses efforts pour le relèvement de la maison et même pour récupérer plus tard d'autres objets aussi précieux. Le diabétique vrai ou le simple glycosurique se trouve précisément dans les mêmes conditions. S'il est intelligent et bien conseillé, s'il a de la décision, il se débarrasse rapidement de ses objets de luxe, non indispensables à l'existence, il fait éliminer ses cellules encombrantes et dangereuses parce qu'elles accaparent une partie de l'énergie vitale nécessaire aux éléments nobles. Ce sont les acétones et les producteurs de ces acétones, superflus pour le moment, qu'il doit éliminer volontairement pour éviter l'échéance fatale qui les lui ferait perdre quand même plus tard. Mais avec l'élimination volontaire il a l'avantage capital de pouvoir sortir vainqueur de la lutte, et même de pouvoir reconstituer un jour avec des éléments sains, l'aisance, le luxe même de son organisme.

C'est encore ce qui arrive dans les grands dangers du naufrage pendant lesquels un capitaine intelligent et hardi ne craint pas de sacrifier sans retard une partie ou toutes les marchandises pour sauver l'équipage et le navire. Ce capitaine fait à sa manière de l'autophagie utile. Vous voyez donc que l'autophagie, intelligemment voulue, et énergiquement décidée et réalisée, c'est le sauvetage de l'organisme, tandis que retardée et timidement pratiquée comme le conseillent MM. Linossier, Laufer et Mauban, ce n'est plus que la misère, la ruine, la mort.

M. Mauban sera peut-être tenté de m'objecter que mon interprétation des acétones et de l'autophagie, c'est de la poésie, c'est du rêve qui ne peuvent résister à l'opinion autrement autorisée de tous les grands maîtres, et de tous ceux qui l'ont précédé dans cette passionnante étude des causes et des conséquences du diabète. C'est peut-être un grand argument, cela, mais un argument bien plus grand, bien plus sûr dans l'avenir, ce sont les faits indiscutables contre lesquels il n'y a pas de raisonnement possible. Et ces faits vrais pour le diabète sont aussi vrais dans presque toute la pathologie. Répétez vous-mêmes sérieusement, sur vous et sur vos malades, les études, les observations que j'ai faites plusieurs centaines de fois et dont j'attends encore les premiers démentis de faits. Vous ne tarderez pas à considérer avec moi que cette poésie est la poésie de la vérité, de cette vérité qui *volentes ducit et nolentes trahit*, de cette vérité qui nous découvre un horizon réconfortant pour la pratique sanitaire de demain, pour l'avenir de l'humanité.

Il me resterait à répondre aux objections de M. Burlureaux. Mais comme cette réponse se confond avec celle que je n'ai pu faire en son temps au sujet de l'étude de notre éminent collègue sur la purgation, je fais appel à votre grande bienveillance pour me permettre de vous faire une communication sur ce sujet dans une de nos prochaines séances.

———

7.

LA PURGATION

(Réponse à M. le Dr Burlureaux.)

L'année dernière, dans son livre ayant pour titre *Un danger social — la purgation*, puis dans la communication qu'il a faite sur le même sujet et dans la discussion qui s'en est suivie à notre Société, M. le Dr Burlureaux a dressé un réquisitoire passionné, aussi injuste que funeste, contre la purgation. Enfin récemment notre collègue a cru pouvoir appliquer une partie de ses arguments contre la thèse que j'ai développée dans la cure du diabète.

Ayant été empêché la première fois de venir protester en temps contre les idées de M. Burlureaux, je profite aujourd'hui de l'occasion qui se présente pour répondre à son argumentation, et surtout, quoi qu'en dise notre collègue, pour restituer à la purgation la grande place qui lui revient justement dans le traitement des maladies et encore plus pour la conservation de la santé.

Je commence par répondre rapidement aux objections qu'il a faites au sujet de ma cure du diabète.

Comme lui, je pense qu'un médecin bien convaincu

de la thèse qu'il soutient peut trouver des malades assez dociles pour se soumettre à des épreuves même pénibles, mais je ne partage plus son avis lorsqu'il prétend expliquer facilement et contrairement aux faits la grande augmentation des globules rouges consécutive au jeûne complété par la purgation. Notre collègue croit qu'il ne s'agit en réalité que d'une pauvreté déguisée par la concentration du sang due à l'eau soustraite par la purgation. L'objection aurait sa raison d'être si le sang ne présentait l'augmentation des globules rouges que pendant quelques jours après la cure. Mais je m'empresse de lui faire observer que le résultat heureux persiste lorsque le malade revient à l'alimentation normale et augmente si on répète la cure. Ce n'est donc pas une pauvreté déguisée, mais bien une richesse capitalisée.

M. Burlureaux pense pouvoir attribuer exclusivement à la diète les effets généraux bienfaisants de la cure que je fais pratiquer. J'accepte son explication, mais seulement en partie, parce que mon contradicteur doit savoir : 1° que la purge aide à précipiter la destruction cellulaire et à réaliser l'amaigrissement, qui constitue le moyen principal du traitement ; 2° que la diète sans purgation, surtout si elle est prolongée, devient trop pénible à supporter et conséquemment, elle est en réalité peu pratique et trop lente dans ses effets. La purge est donc un élément capital, indispensable de la cure.

M. Burlureaux propose une théorie de la disparition

de la sensation de la faim. Il l'attribue au trouble du fonctionnement du système nerveux, qui provoque une maladie momentanée. Et il complète sa conception en faisant intervenir l'auto-suggestion et l'association séculaire de l'idée que purgation est symbole de diète.

Pour combattre cette vague, très vague explication, il me suffirait déjà de lui citer le fait presque constant de la détermination de la faim par la présence des acides dans l'estomac et de la disparition de la faim par l'introduction des alcalins. Cependant, même avec l'interprétation de notre collègue la disparition de la faim serait encore particulièrement utile dans notre cas. Mais qu'il me permette de lui demander comment expliquera-t-il, avec sa théorie, l'amélioration progressive constante des malades à mesure qu'ils répètent la cure et que s'accentue leur amaigrissement, si ce n'est par le fait autrement positif et moins spécieux d'une désintoxication du système digestif et du milieu cellulaire plus parfaite ?

M. Berlureaux revient souvent, comme nous le verrons sur le dommage matériel plus ou moins grand qui résulte toujours de l'ébranlement apporté par la purgation à tout notre organisme. Et il tient par-dessus tout à sa théorie du choc de la purgation. En est-il bien sûr ? Ne lui est-il jamais venu à l'idée que tous les grands inconvénients qu'il relève peuvent être imputables à toute autre cause qu'à la purgation elle-même ? J'espère pouvoir lui présenter assez d'arguments pour le convaincre de son erreur.

Lorsque l'organisme est abondamment infecté dans son tube digestif, si les conditions de l'état général ne s'opposent pas à la réaction, la nature détermine un effort libérateur qui provoque l'expulsion plus ou moins rapide du contenu intestinal. Instinctivement beaucoup d'animaux, le chien en particulier, s'ils se sentent malades, tout en se privant de manger, font choix, s'ils en ont la possibilité, de certaines plantes ou d'autres produits naturels, dont l'ingestion favorise les évacuations intestinales. En pratiquant la purgation, le médecin ne fait donc qu'utiliser les résultats de l'expérience pour répondre scientifiquement aux indications de la nature.

Comme le plus grand nombre d'infections de l'organisme ont leur point de départ dans le système digestif, il est facilement compréhensible que de tous temps on ait fait un large usage de purgatifs dans la lutte contre les maladies.

Naturellement de si nombreuses applications d'un moyen aussi efficace ne pouvaient s'effectuer sans présenter quelquefois un certain nombre d'inconvénients, imputables surtout à l'abus qu'on en faisait, et en partie aussi à la connaissance imparfaite de la physiologie de cette médication. C'est précisément pour porter une contribution à cette question que je viens faire appel à votre bienveillance pour traiter de la purgation à un point de vue sous lequel je ne crois pas qu'elle ait été envisagée jusqu'à présent.

Je n'ai point l'intention de vous passer en revue l'innombrable série des médicaments purgatifs, et encore moins de venir vous proposer une purge nouvelle. Ce qui m'intéresse, c'est de vous démontrer, contrairement aux assertions de M. Burlureaux, que la purgation ne provoque pas par elle-même un choc dangereux, qu'elle n'est jamais le facteur de sérieuses inflammations intestinales, et encore moins la cause des graves processus que M. Burlureaux lui attribue; et qu'enfin la purge bien connue, bien utilisée, reste le moyen le plus puissant, le plus sûr et le plus souvent indiqué dans la lutte contre les maladies et pour la conservation de la santé.

Pour éviter tout malentendu et d'inutiles objections au sujet de cette étude, je tiens à déclarer d'avance que, faute de temps et des conditions favorables, j'ai été obligé de ne faire porter mes expériences que sur l'huile de ricin, le séné, l'eau-de-vie allemande et plus particulièrement sur les solutions salines. C'est donc surtout de ces dernières dont il s'agit lorsque je vous parle de purgations.

Si une personne prend moins d'un verre d'eau de Sedlilz ou d'eau de Janos, ou une dose correspondante de sulfate de soude dans un verre d'eau, il se produit habituellement, plusieurs heures plus tard une légère purgation, évacuations plutôt foireuses, se répétant plusieurs fois s'accompagnant plus ou moins de mouvements intestinaux et coliques. Ces effets purgatifs limités durent souvent toute une journée et même plus. Ils sont précédés et suivis quelquefois de malaises et de vertiges plus ou moins intenses.

D'autre part, si vous administrez rapidement à un malade une purgation abondante (toute une bouteillle d'eau de Sedlitz ou de Janos, ou 50, 60 grammes de sulfate de soude dans 750 grammes d'eau), vous constatez qu'en deux à trois heures votre malade a deux ou trois décharges alvines très abondantes avec très peu de coliques et très peu de malaises. Puis presque aussitôt après il éprouve du bien-être. Rarement il est plus longtemps incommodé.

Il y a donc ce fait paradoxal qu'avec une petite purge on a ordinairement de nombreuses évacuations, tandis qu'avec une forte purge les évacuations sont beaucoup moins nombreuses et moins prolongées. En outre dans le second cas le nettoyage du tube digestif est relativement complet, tandis qu'avec les petites purgations l'effet utile est très médiocre.

Le lendemain, si on reprend ses repas, l'amélioration est en général bien évidente, surtout dans le deuxième cas. On a plaisir à manger. Quelquefois pourtant un peu de fièvre se manifeste et les malaises ne font que s'aggraver.

Si la purge n'a pas produit un effet rapide et complet (ce qui arrive habituellement avec les petites purges, ou lorsque la purge est prise ayant froid), on éprouve en général du mal de tête et un malaise général, ressemblant au début du mal de mer. Cet état se déclare presque toujours si le malade persiste dans le jeûne au delà de vingt-quatre à trente-six heures.

Mais il suffit de manger ou de se purger de nouveau pour que, aussitôt après, le bien-être se manifeste. Et, fait remarquable et assez régulier, après cette deuxième purge on est, en général beauconp mieux qu'après la première. On éprouve un résultat aussi heureux quelquefois après la troisième et même après la quatrième purgation.

J'avais déjà fait cette remarque dans un autre travail[1] et j'avais essayé d'en donner une explication en me servant de la comparaison d'une chasse d'égout. Je disais que si on ne dispose que d'un courant d'eau trop faible on ne réussit qu'à développer plus intenses et plus abondantes les odeurs infectantes par la mobilisation des matières putrides, et le curage et la désinfection voulus ne sont pas réalisés.

J'ai voulu contrôler cette opinion par des expériences physiologiques. Je me suis servi de lapins, n'ayant pas maintenant la commodité d'élargir le champ de mes expériences. J'en ai soumis huit au jeûne et à la purgation journalière par l'huile de ricin. C'était des petits lapins pesant environ un kilogramme et demi, à qui j'administrai chaque fois une grande cuillerée d'huile de ricin. Voici sommairement ce que à l'autopsie j'ai constaté d'important au point de vue qui nous intéresse :

[1] *Renouvellement des tissus et rajeunissement des fonctions.*

1° A cause de l'immense étendue de leur cæcum, il est très difficile d'obtenir l'évacuation complète du tube digestif en purgeant journellement ces animaux et en ne les faisant jeûner seulement que pendant quatre ou cinq jours.

2° Même après quatre purgations en quatre jours la muqueuse intestinale ne présente *aucune trace d'inflammation*. On n'a constaté qu'un piqueté hémorragique dans la muqueuse de l'estomac de deux lapins que j'avais laissés *sans purgation* et à jeun pendant six jours.

3° Tandis que, le premier jour, il y a dans l'estomac un contenu plus ou moins trituré des aliments ingérés dans la journée, facilement reconnaissables, dès le deuxième jour de purgation, on trouve dans l'estomac un produit alimentaire tout différent qui a, macroscopiquement le même aspect et on peut dire la même nature du contenu du cæcum.

Serait-ce qu'au bout de quelque temps les fermentations stomacales sont à peu près identiques à celles des dernières parties de l'intestin? ou bien, comme me l'a fait supposer un de nos plus savants vétérinaires, qu'en cas de nécessité la nature ferait ruminer par l'estomac les matériaux du cæcum? Pour le moment, je ne suis pas en état de répondre. En tout cas, de ces expériences en résulte à l'actif de notre étude sur la purgation qu'à cause de la forme diverticulum du cæcum, il est douteux sinon impossible qu'une seule purgation puisse vider tota-

lement le tube digestif et les glandes correspondantes.
En effet une deuxième purge, donnée le jour suivant,
détermine presque toujours de nouvelles évacuations
bien fécales et très fétides : chose qu'on n'observe
que rarement avec la troisième purgation et encore
moins avec les suivantes.

De plus, la purgation, comme un bon savonnage
de la peau, diminuent momentanément la protection
épithéliale de la muqueuse, favorise l'absorption des
produits toxiques, qui se trouvent encore dans le
milieu intestinal. Ceci explique la manifestation d'infection plus grande pendant et immédiatement après
la première purgation, qu'avant et surtout après l'évacuation complète des intestins. Ceci explique aussi
facilement la raison des grands malaises, des vertiges
et des autres inconvénients, qu'on constate souvent
chez les gens qui se purgent légèrement, ou qui ne
répètent pas assez tôt la purgation en cas de jeûne
prolongé.

De tout ce qui précède, il découle incontestablement :

1° Que la purgation par elle-même ne provoque
pas de choc dangereux. Preuve en est que les malades,
qui peuvent être légèrement incommodés non par
le choc nerveux, mais par les intoxications insuffisamment et trop lentement éliminées le premier
jour, si la purgation est incomplète, se trouvent
presque toujours bien le deuxième jour, précisément
lorsque la répétition de la purge est parvenue à pro-

duire une plus complète évacuation et désinfection. Si la théorie de M. Burlureux, était vraie, le malade devrait éprouver plus intensément les inconvénients du choc. Or c'est le contraire qui se réalise ;

2° Que l'inflammation de l'intestin et les autres complications n'existent jamais du fait de la purgation. Si elles se développent, on doit les attribuer à l'insuffisance de la purge et plus encore à l'alimentation défectueuse (en particulier les œufs) surtout trop précoce après la purgation.

3° Comme conséquence lorsqu'on veut recourir à cette médication, pour en éviter les inconvénients et pour réaliser le maximum d'avantages dont elle est capable, il est prudent d'administrer au moins deux purges successives à vingt-quatre heures d'intervalle et de prescrire l'abstention absolue des aliments [1].

J'ai toujours pensé que le but dominant d'un travail scientifique doit être, soit la simple exposition de faits bien observés, soit le développement d'idées s'inspirant du progrès de la science, et de l'avantage des malades, non inséparable quelquefois de celui des médecins. Agir à l'encontre de tous ces intérêts moraux et matériels, c'est faire œuvre inutile ou dangereuse. C'est cela pourtant que, sans s'en rendre compte, M. Burlureaux a fait avec la publication de

---

[1] Pour appuyer de cette idée, notre cher collègue, M. Bouloumié, me rappelle que les anciens médecins avaient l'habitude de purger deux à trois fois de suite leurs malades, pour réaliser les bons effets de la purgation.

son livre sur la purgation. Je n'aurai pas de peine, je pense, à vous le démontrer.

Je ne m'arrêterai pas au contraste assez curieux entre le peu de cas que M. Burlureaux fait de l'auto-intoxication et l'importance si grande qu'il accorde à l'autorité médicale de Montaigne et de Napoléon Ier dont il s'inspire dans l'introduction de son œuvre, et dans son quatrième chapitre. Malgré tout le respect et l'admiration que méritent ces deux grands hommes, je ne crois pas que leur avis puisse être de quelque poids dans les questions médicales d'aujourd'hui. Je pense que Pasteur, Bouchard, Metchnikof, Huchard et leurs écoles ont pour cela des titres plus justifiés que Montaigne et Napoléon. Cependant, sur ce point spécial, je ne peux m'empêcher d'adresser à M. Burlureaux une question : où a-t-il trouvé les arguments sérieux qui l'autorisent à écrire : *quant à la théorie de l'autointoxication, on peut la considérer, dès maintenant, comme une chose du passé ?*

M. Burlureaux me parait s'être laissé hypnotiser par quelques conséquences malheureuses, détermi-nées par des purgations mal administrées, et encore plus par d'autres inconvénients dus aux coïncidences plutôt qu'aux purgations.

Sous cette impression, il s'est donné un mal digne d'une meilleure cause pour recueillir dans sa clien-tèle et dans celle de beaucoup de ses confrères les faits pouvant étayer plus ou moins solidement la thèse qui s'était imposée à son esprit. Il ne lui a certes pas été difficile de cataloguer des preuves, qui, à première vue, l'ont autorisé à entreprendre une campagne contre la purgation; campagne qui a grandement retenti dans le public médical et malheureusement plus encore dans le public tout court. Je n'ai pas de peine à reconnaître que sa démonstration est tout d'abord très suggestive, et qu'elle en impose réellement, si on n'approfondit pas l'interprétation des faits qu'il présente.

Notre collègue a absolument agi comme quelqu'un, que des ruines financières, auraient effrayé et qui voudrait entreprendre une campagne contre le crédit. Il n'aurait pas de difficulté à ramasser une immensité de faits divers prouvant que si tant de malheureux ont été acculés à la catastrophe, c'est parce qu'ils se sont servi du crédit. Faudra-t-il donc crier haro sur ce crédit en le maudissant comme un danger social; ce crédit qui est précisément le ressort des affaires et dont l'importance joue aujourd'hui un rôle si grand dans l'aisance des individus et dans la puissance des nations, parce que quelques maladroits ou malhonnêtes s'en sont mal servis?

Le syllolisme de M. Burlureaux est identique. Partant de quelques faits, en grande partie encore mal interprétés, il s'est cru autorisé à ameuter l'opinion publique contre le moyen peut-être le plus puissant que la nature a mis à notre disposition pour la conservation de la santé et pour l'évolution plus favorable des maladies. Il ne s'aperçoit pas qu'en agissant ainsi il ne fait que désarmer les praticiens savants et honnêtes pour affermir une arme très dangereuse dans les mains inexpérimentées et coupables des charlatans, servis par la réclame éhontée, qui s'étale dans les journaux. Car il ne faut pas vouloir ignorer que souvent des maladies, qui furent rebelles aux traitements les plus scientifiquement appliqués se sont modifiées favorablement et quelquefois même totalement guéries lorsque les malheureux, découragés de la médecine officielle, ont placé leur confiance aveugle et tenace dans des médications secrètes. Vous savez tous que, ces remèdes secrets ne sont bien souvent que des purgatifs efficaces contre la stagnation des matières fécales, réalisant plus ou moins parfaitement le nettoyage, la désinfection du tube digestif.

Or comme les maladies sont, beaucoup plus souvent qu'on ne l'admet actuellement, la conséquence directe ou indirecte des intoxications d'origine intestinale, vous voyez quelle grave atteinte on porterait à la puissance du médecin et à la santé des malades, en décrétant, comme le voudrait M. Burlureaux, l'ostracisme de la purgation. C'est précisément cette grave considération, cet immense danger, qui m'ont décidé à combattre les trop pernicieuses théories de M. Burlureaux.

Nous pourrions vanner une à une presque toutes les observations que M. Burlureaux nous a exposées dans son livre et nous n'aurions pas de peine à nous

rendre compte que l'ivraie de ses arguments constitue la principale partie de sa thèse. Pour ne pas
abuser de votre bienveillance, je me contenterai de
prendre, dans les différents chapitres de son ouvrage,
quelques observations, les plus indiscutables d'après
M. Burlureaux, et vous verrez que je n'avance rien
qui ne soit la démonstration très facile de l'erreur
de sa thèse.

Pour commencer, je me servirai de l'examen de sa
propre observation. Il nous expose, qu'à la suite
d'une fracture bimalléolaire, dont la réduction ne
fut faite que huit jours après, il n'a voulu, malgré
une longue constipation, se soumettre à aucune purgation. Les évacuations se sont faites petit à petit,
normales à partir de vingt-trois jours. Du fait que
les selles se sont rétablies régulières, sans aucun
inconvénient, il s'est cru en droit de tirer les conclusions les plus favorables à une telle conduite. Malheureusement pour sa thèse, il a pensé l'étayer en
ajoutant des explications complémentaires, qui ne
sont pas sans intérêt, et qui permettent au critique
même le plus bienveillant de formuler des conclusions absolument opposées aux siennes. Rarement,
je pense, les blessés, même de fracture bimalléolaire, présentent autant d'accidents, de petites manifestations morbides, comme les appelle M. Burlureaux, qu'il n'en a présenté pendant la durée du
traitement de sa fracture. Si nous faisons un petit
bilan des accidents qu'il nous a accusés, nous n'avons

pas de peine à constater qu'au fond notre collègue a traversé quarante jours de malaises, de souffrances, qu'il aurait pu très aisément s'éviter, en étant moins intransigeant avec la purgation. En effet, outre la demi-syncope du début et les vomissements alimentaires (purgation naturelle par en haut) et l'inhibition des forces musculaires des premiers jours, il a eu une phosphaturie pendant seize jours avec élimination de boue laiteuse à la fin de chaque miction ; *il a eu quatre jours (du 15 au 19) de constriction terrible de la base du thorax avec dyspnée, douleur vive au creux de l'estomac et aérophagie ;* une émotivité exagérée qui a persisté pendant quarante jours, une hyperesthésie musculaire et cutanée avec sensation de fatigue générale malgré le sommeil et malgré le repos. (J'ai copié textuellement.)

Tout cela me paraît constituer une vraie maladie qui a duré une quarantaine de jours. Ce n'est pas ce que nous observons habituellement dans les cas de fractures normales, où l'évolution se fait plus bénignement. Je ne crains pas d'affirmer que s'il s'était agi d'un pauvre blessé, qui eût eu affaire à un praticien moins savant et à théories moins absolues, la fracture bimalléolaire aurait certainement évolué et guéri avec moins d'accident et probablement plus rapidement. Il saute aux yeux que tous les phénomènes présentés par notre collègue, surtout ceux très pénibles du quinzième au dix-septième jour de sa maladie, ne sont que l'expression de la lutte de son organisme contre les intoxications intestinales exagérées, dont il aurait pu à volonté éviter l'accumulation et les effets pernicieux.

Il en est de même de l'observation qu'il nous rapporte à la page 28, au sujet de la jaunisse. Sa malade, à la suite de vives contrariétés, fut atteinte, le 24 octobre 1907, d'un léger embarras gastrique prémonitoire d'une jaunisse, qui se déclara très nettement quatre jours après; celle-ci s'accentuait jusqu'au 2 novembre sans fièvre, mais avec tous les caractères habituels de l'ictère. Pendant ce temps la malade resta complètement constipée, et l'évolution ascendante de la maladie ne s'arrêta que le 2 novembre, lorsque spontanément il y eut une selle, qui se reproduisit les 3, 5, 7 et 10, toujours avec la décoloration caractéristique de l'ictère. Ici le mal resta stationnaire jusqu'au 16, jour où la malade eut de nouveau une selle spontanée moitié blanchâtre, déjà bien colorée, suivie ensuite de selles normales tous les deux jours.

Et M. Burlureaux ne craint pas d'apporter une pareille observation comme un triomphe de ses théories !

Si on ne veut pas nier à jamais le rapport de cause à effet, il me paraît qu'il résulte indiscutablement de l'examen impartial de cette observation, et de la plus élémentaire réflexion, que l'intensité de la maladie a coïncidé avec la constipation, et qu'elle a toujours cédé aussitôt que l'intestin parvenait à se débarrasser de son contenu infectant ; qu'enfin la malade n'est revenue à la santé que le jour où les selles se sont faites régulières. Je ne crois pas beaucoup m'avancer en affirmant que si M. Burlureaux avait favorisé scientifiquement les évacuations de la malade et complété la cure par un régime de privation, incontestablement la maladie aurait évolué avec une plus grande bénignité et que la guérison se serait réalisée beaucoup plus rapidement qu'il ne le croit.

On pourrait continuer à examiner une à une les observations de l'ouvrage de M. Burlureaux et il ne serait pas difficile de constater pour toutes l'identique interprétation erronée des faits.

Comme confirmation de ce que j'avance, je désire étudier devant vous encore une autre des observations que M. Burlureaux considère des plus probantes (page 78).

Il s'agit d'un monsieur, ayant depuis plusieurs années l'habitude de se purger tous les quatre à cinq mois. Le 13 mars 1907, se trouvant dans un état de malaise plus marqué que d'ordinaire (flatulences, gaz, perte d'appétit, insomnie légère, constipation, etc.), il se purge avec une bouteille d'*eau de Vichy purgative*. Le lendemain, n'ayant pas eu de selles, il se purge de nouveau ; le surlendemain, voyant augmenter son malaise, il fait appeler le docteur qui lui donne 30 grammes de sulfate de soude et 30 grammes de sulfate de magnésie, sans rien savoir des purgations précédentes. Cette fois il obtient une débâcle énorme, mais qui naturellement est suivie d'une reprise de la constipation, et cette constipation est si tenace que les jours suivants, malgré une purge prise le 18 et une abondante série de lavements, l'évacuation n'amène que des mucosités sanguinolentes accompagnées de violentes coliques. Si bien que le 21, à midi, le confrère de M. Burlureaux vient le chercher, persuadé que son client a une obstruction intestinale. Il trouve un homme en proie à des douleurs abdominales terribles ; l'urine est rare et chargée, l'intensité des douleurs, l'opiniâtreté de la constipation paraissent bien légitimer le diagnostic du docteur X et justifier l'intervention chirurgicale qu'il propose. Mais comme le malade ne présente ni le pouls, ni le facies péritonéaux, comme ses coliques sont intermittentes et qu'il ne vomit point, l'idée vient à M. Burlureaux que peut-être il ne s'agit là que d'une sorte de traumatisme intestinal, provoqué par les purgatifs et les lavements. Ils prescrivent donc la diète hydrique pendant vingt-quatre heures, un bain d'une heure à 35°, puis de larges cataplasmes sur le ventre, mais surtout une abstention absolue de toute tentative directe sur l'intestin. Dès le soir, grande amélioration, disparition presque complète des coliques ; et le lendemain matin une selle spontanée énorme, pâteuse, avec des glaires non sanglantes, ressemblant à du frai de grenouille ; témoignage irrécusable de l'état d'irritation

de l'intestin. Le 23, deux petites selles spontanées ;
le 24 une forte selle diarrhéique, et depuis, dès le 25,
des selles normales quotidiennes, sans glaires ni
fausses membranes. Depuis lors, tout rentre dans
l'ordre, l'état général s'améliore à vue d'œil, et le
malade reprend sa vie accoutumée.

Voilà l'observation complète rapportée par M. Burlureaux. Dans ses réflexions, il trouve curieux que le
malade et son entourage restent convaincus que si,
au lieu de la diète et des bains, on avait prescrit un
autre purgatif, celui-là aurait fait merveille, et il
complète sa réflexion en exprimant sa conviction
que les peaux et les glaires qui accompagnaient les
selles avaient été déterminées par les purgatifs et les
lavements antérieurs.

J'ai le regret de ne pouvoir partager aucunement
son opinion, qui est, comme je l'ai prouvé par mes
expériences physiologiques, absolument contraire
aux faits. C'est une profonde erreur de croire que
la purge détermine l'inflammation de la muqueuse
intestinale, et encore plus la formation de fausses
membranes. Celles-ci ne sont, en réalité, que le
résultat de la stagnation des matières infectantes et
irritantes contenues dans l'intestin. Le malade et la
famille avaient donc bien raison de supposer qu'un
nouvel évacuant rapide aurait amené encore plus
vite l'heureux dénouement.

Au sujet de la maladie elle-même qui a présenté
des accidents si impressionnants et d'une durée un

peu excessive, il est à supposer que si le malade n'avait pas été pressé de reprendre des aliments, surtout après ses premières purgations, l'évolution de la maladie aurait pris terme dès après la première phase ; et très probablement la guérison définitive se serait effectuée beaucoup plus tôt si nos confrères, au moment de la rechute, avaient eu la hardiesse de déterminer plus rapidement, par une nouvelle purge et par des lavements, l'évacuation libératrice. Car on ne le répétera jamais assez, les manifestations morbides, que M. Burlureaux veut toujours faire endosser par la purgation, ne sont en réalité que l'expression des intoxications par les matières contenues dans l'intestin.

En tirant un corollaire de cette observation très instructive, comme toutes les autres du reste, quand elles sont justement interprétées, vous voyez, mes chers collègues, quel échec aurait subi la médecine si le malade, lorsqu'on lui a parlé de l'opération, et sous la suggestion de certains conseilleurs, qui ne doivent pas avoir manqué, avait eu recours à quelques pilules secrètes de santé, fortement purgatives ! Le résultat aurait été incontestablement merveilleux, et certes, dans l'entourage du malade de M. Burlureaux, la confiance dans la médecine scientifique aurait subi une atteinte aussi profonde que méritée.

Je regrette de vous retenir si longtemps, et je voudrais m'arrêter si je ne me sentais l'impérieux besoin de combattre des idées aussi pernicieuses que M. Burlureaux voudrait voir appliquées, même en chirurgie.

Dans cette branche de la lutte contre la maladie, l'intoxication intestinale peut avoir des conséquences encore plus graves qu'en médecine générale. A la suite d'opérations chirurgicales et après les accouchements les cas d'inquiétante élévation de température par le fait d'intoxications stercorales sont innombrables. Combien de fois, du reste, elles ont déterminé d'imprudentes opérations. Souvent une purgation ou un simple lavement ont suffi à produire l'apyrexie, à soulager immédiatement le malade et à enlever au médecin la préoccupation des plus funestes pronostics.

Je suis loin de contester que, dans beaucoup de cas, la purgation des malades n'est pas d'une nécessité absolue. La nature est si puissante et si bienveillante qu'elle corrige, beaucoup plus souvent que nous ne le pensons, les effets de nos entêtements ou de nos préjugés. Mais il est incontestable que si l'opéré a été mis avant et après l'opération à l'abri des intoxications évitables, les effets de l'anesthésie et l'évolution de la cicatrisation procéderont des plus bénins, on peut dire, presque sans possibilité de complications.

J'ai rapporté à ce sujet dans un autre travail [1]

---

[1] Renouvellement des tissus, rajeunissement des fonctions

une observation d'accouchement, et des observations soit de vastes brûlures, soit d'opérations chirurgicales dans l'oreille et dans les yeux, aussi suggestives les unes que les autres.

Permettez-moi d'y ajouter rapidement une observation des plus probantes, que j'ai pu recueillir ces temps derniers.

Mme J..., atteinte de gros fibromes et de kystes, se décidait à accepter l'ablation de ces tumeurs, qui occasionnaient depuis longtemps de grands troubles avec dépérissement de sa santé.

Ayant fait appel à M. le Dr Ricard pour l'opérer, je lui demandais s'il ne s'opposerait pas que, dans cette occasion, j'appliquasse une cure de désintoxication. Avec son approbation, et après avoir expliqué mon intention à la malade, qui m'a depuis longtemps témoigné la confiance la plus absolue, je la soumettais pendant deux jours avant l'opération à la privation totale d'aliments, complétée par deux abondantes purgations de limonade purgative. Le lendemain et le surlendemain de l'opération je répétais cette cure, qui fut encore répétée une troisième fois cinq et six jours plus tard.

Le résultat sommaire fut que la malade, qui était entrée à la maison de santé le 30 janvier, et opérée le 31, avait, le soir même de l'opération, 37°9, et moins de 37 le deuxième jour, après l'enlèvement du

(*Bulletin et Mémoires de la Société de Médecine de Paris*). séance du 26 décembre 1903.

drain, qu'on avait placé par prudence. Cette température resta aussi favorable, et même plus basse par la suite jusqu'à la guérison complète. Celle-ci s'effectua avec la plus grande rapidité. En effet, cette malade, en très modestes conditions de santé générale, et à laquelle on avait dû enlever deux gros fibromes et un kyste de l'ovaire, pouvait se promener dans les jardins de la maison de santé le quinzième jour et repartir chez elle en province dix-huit jours après l'opération. Durant ce temps elle n'avait pas présenté le moindre accident et l'anesthésie avec l'appareil Ricard, dans une opération aussi grave et aussi longue, n'avait nécessité que 20 grammes de chloroforme ; dose qui, normalement, est dépassée de la moitié au moins, quand ce n'est pas du double et même davantage.

Je ne crois pas m'abuser en interprétant ces heureux résultats comme une démonstration évidente du grand avantage du jeûne et de la purgation en chirurgie. On m'a assuré à ce sujet qu'à Amiens M. le Dr Pauchet obtient régulièrement les succès les plus brillants en soumettant ses opérés à une diète par le bouillon herbacé et au jus de fruits, ce qui équivaut à l'abstention totale des aliments.

Je regrette, chers collègues, que votre temps, trop précieux, ne me permette de traiter plus amplement cette question si séduisante et capitale. Cependant, j'espère, quand même, vous avoir apporté suffisamment d'arguments probants pour vous convaincre que la purgation n'est pas un danger social.

Si danger il y a, c'est seulement que des théories si pernicieuses soient exposées et défendues par un savant praticien de la valeur de M. Burlureaux, dans une association si universellement connue et si hautement appréciée que la Société de thérapeutique.

Notre devoir, comme vous le voyez, n'est pas de jeter l'ostracisme sur la purgation en l'abandonnant à l'industrie criminelle des charlatans. Plus que jamais il nous faut bien étudier et préciser la physiologie et les indications de cette heureuse médication qui, savamment appliquée, nous assure l'arme la plus puissante et la plus fidèle, que nous ayons à l'actif de l'hygiène et de la thérapeutique.

DISCUSSION

M. LEVEN. — Nous oublions trop souvent les enseignements du passé. Lorsqu'on entend M. Guelpa dire que, sans la purgation, il n'est point de salut, il n'est point inutile de lui rappeler ce que fut la saignée et ce qu'elle est devenue.

Pour ne pas brûler avec fracas, il ne faut pas adorer avec fracas.

Qu'il me permette de lui dire qu'en douze ans de médecine hospitalière (comme interne des hôpitaux) et de médecine extra-hospitalière, je n'ai jamais prescrit de purgation et que j'ai guéri les mêmes maladies aiguës et chroniques que lui.

Cette pratique, si essentiellement différente de la sienne, m'a été inspirée par mon père qui de tout temps a vu les inconvénients et souvent les dangers de la purgation utilisée à tort et à travers.

La vérité est peut-être entre les excès de M. Guelpa et... les miens. Cependant, c'est la peur de l'autointoxication qui le guide et réellement ses dangers ne sont pas aussi grands qu'on nous les a dépeints. En observant les malades que les chirurgiens constipent pendant quinze jours, en étudiant les femmes qui supportent des périodes prolongées de constipation de dix, vingt, vingt-cinq jours de rétention, en considérant les nombreux malades dont j'ai guéri la constipation en les assurant que le retour *spontané* d'une selle — si long que soit le temps nécessaire pour assurer ce retour — sera le prélude de la guérison de leur constipation, si ancienne soit-elle, je me trouve autorisé à affirmer qu'on a fait trop large la part de l'autointoxication.

Les dyspnées, dites toxialimentaires, en particulier, sont neuf fois sur dix des dyspnées réflexes ou des dyspnées mécaniques par aérophagie. Je vous en fournirai la preuve, si vous le désirez, dans une de nos prochaines réunions.

Je voudrais encore rappeler à M. Guelpa que le jeûne dans le traitement de la fièvre typhoïde a été définitivement jugé.

Il serait tout à fait regrettable de discuter à nouveau une question si nettement résolue ! On a élevé une statue à « celui qui le premier a nourri les typhiques ». Le moment n'est pas venu de renverser ce monument.

M. Laumonier. — Je voudrais que M. Guelpa m'explique comment il accorde avec ses théories l'autoobservation que j'ai rapportée à la Société, où je suis resté vingt-huit jours sans une garde-robe, abondamment nourri, avec une plaie au cou, et sans avoir présenté le moindre phénomène d'autointoxication ?

M. Guelpa. — Je vais revoir votre observation et vous répondrai à la prochaine séance.

M. Burlureaux. — Je répondrai à M. Guelpa à la la prochaine séance.

M. Burlureaux. —J'éprouve vraiment un scrupule à entretenir encore la Société d'une question que nous pouvions croire élucidée pour longtemps, après les débats poursuivis pendant plusieurs séances de l'année dernière. Mais la faute de mon importunité n'est pas à moi, comme vous le savez ; et, certes, aucune phrase de ma petite réponse précédente aux affirmations de M. Guelpa n'était faite pour provoquer une attaque aussi expresse, ni aussi « féroce », que celles de mes idées sur la purgation et moi-même avons eu à subir dans notre dernière séance. Il faut donc bien que, pour me justifier, je revienne, une dernière fois, sur ce sujet de la purgation : mais comme M. Guelpa aurait été mieux avisé s'il avait accepté le conseil que je lui donnais, il y a quelques mois, en lui proposant de remettre à cinq ou six années la suite de cette discussion ! Chacun aurait eu, alors, le temps de se faire une opinion, le temps d'apprendre de l'expérience ce qu'il y avait à retenir de la doctrine apportée ici par notre confrère. Bien mieux que tous les discours de M. Guelpa et que tous les miens, ces cinq ou six années d'épreuve nous auraient définitivement fixés sur les avantages de la purgation dans le traitement du diabète, comme aussi sur la part d'inconvénients que je crois être toujours plus ou moins mêlée à ces avantages, encore hypothétiques.

Mais M. Guelpa a voulu, dès à présent, rester maître de la situation. Il a fait quelques expériences hâtives, desquelles il n'y a vraiment rien à conclure ; et puis, surtout, il a pensé qu'une réfutation de mes idées suffirait à vous convaincre de la justesse absolue des siennes. Tout en ayant lu avec un soin méticuleux mon petit livre sur la purgation, j'ai le regret de constater qu'il n'en a saisi ni le sens général, ni les conclusions véritables. Ces dernières sont, cependant, écrites en toutes lettres, à la page 143 : « Au lieu de tenir le purgatif pour un remède répondant à des indications précises, et certainement assez rares, on l'a toujours élevé en dehors et au-dessus des autres moyens thérapeutiques. C'est contre cette position privilégiée que j'ai voulu protester.

Mais, quand la purgation sera déchue du rang exceptionnel qu'elle partageait naguère avec la saignée, et que maintenant elle est seule à occuper, il en sera d'elle comme de la saignée, dont c'est maintenant que nous commençons à reconnaître quels précieux services elle peut rendre dans certains cas particuliers. » Et, à la page 145 : « Peut-être l'avenir reconnaitra-t-il à quelques purgatifs une efficacité réelle dans certains cas spéciaux. »

Cela est écrit en toutes lettres, et M. Guelpa, dans son réquisitoire, aurait bien dû en faire mention. Encore une fois, je n'ai jamais prétendu que la purgation eût à être définitivement exclue de la thérapeutique ; et c'est sans l'ombre d'une contradiction que, l'autre jour, je me suis déclaré tout prêt — mais seulement dans un délai de plusieurs années — à ranger le diabète au nombre de ces maladies spéciales pour le traitement desquelles la purgation peut être efficace.

Mais, en réalité, la question est d'ordre plus général et se résume ainsi :

J'ai cité, dans mon livre, un grand nombre de cas où l'emploi de la purgation m'est apparu tout à fait inutile, et un certain nombre de cas où cet emploi de la purgation s'est trouvé dangereux. M. Guelpa s'est plu à critiquer quelques-unes de mes observations, ce qui est toujours chose facile, car une relation écrite, forcément incomplète, peut toujours prêter à des objections qui n'atteignent que le talent littéraire de l'auteur, sans se rapporter aux faits véritables. Par exemple, dans le cas d'un de mes malades que des purgations étaient en train de tuer, M. Guelpa affirme qu'une purgation de plus aurait guéri le malade; mais moi, qui ai vu et étudié celui-ci, je sais absolument qu'une purgation de plus l'aurait tué ; et je regrette seulement de n'avoir pas réussi à expliquer avec assez de clarté combien une telle conséquence aurait été inévitable.

Donc, j'ai rapporté une nombreuse série de cas, établissant les dangers de la purgation. J'ai peut-être mal présenté ces cas : mais en fait, il n'est pas douteux que je les ai observés, et qu'ils ont bien eu le caractère que je leur attribue. Au reste, ces cas sont loin d'être invraisemblables ou exceptionnels. Avant moi, comme après la publication de mon livre, d'autres observations analogues ont été apportées, ici et ailleurs, qui prouvaient également que la purgation peut offrir de très graves dangers. Contre une vérité aussi certaine, que valent les objections de M. Guelpa ? Il nous dit qu'il a observé d'autres cas où la purgation a été très utile : loin de moi la pensée de le contester ; et j'ajoute que l'innocuité de la purgation, chez les clients de notre confrère, s'expliquerait déjà par le seul fait que ces clients, la plupart gros et bien nourris, étaient particulièrement disposés à ne pas trop souffrir de ce « choc » de la purgation, qui est fatal à tout organisme débilité. Que la purgation ait réussi aux malades de M. Guelpa, en quoi cela prouve-t-il qu'elle n'ait pas été funeste aux miens, dans les cas spéciaux que j'ai rapportés? Je ne puis que redire ce que je disais ici l'autre jour : à côté de ses inconvénients, qui sont certains, il est possible que la purgation offre parfois des avantages. C'est sur quoi nous serons renseignés lorsque nous aurons cessé de considérer la purgation comme une panacée, pour ne plus voir en elle qu'un remède des plus énergiques, un de ces remèdes dont les mauvais effets peuvent de temps à autre, par exception, être contre-balancés par de bons effets plus précieux encore.

Et il ne faut pas non plus que M. Guelpa, pour soutenir le caractère intangible et sacré de la purgation, vienne nous parler du respect universel des nations et des siècles pour cette pratique ! Il y a en Europe des pays où l'on ne se purge pas, et où l'on représente volontiers les Français comme une race qui offre les deux particularités de manger des grenouilles et de se purger. Et quant à l'histoire de la médecine, nous savons tous qu'en face du purgeur Hippocrate, d'autres grands praticiens, tels que Chrysippe et Érasistrate, proscrivaient sévèrement tous les purgatifs. Mais surtout le plus génial des ancêtres de la médecine, le grand et glorieux Asclépiade, nous a laissé un véritable réquisitoire contre la purgation, et fondé sur des considérants dont je regrette infiniment de ne m'être point souvenu en écrivant mon petit livre. Asclépiade, suivant l'expression d'un récent historien de la purgation, « répétait souvent que la présence des fèces dans l'intestin était loin d'être aussi dangereuse qu'on le voulait bien dire couramment ; et, à moins d'une accumulation très longue, il affirmait que l'on devait laisser à la nature seule le soin de l'évacuation. Toutefois, par exception, il consentait à faire usage de purgatifs drastiques, tels que l'ellébore, lorsqu'il voulait faire sortir l'organisme de sa torpeur et secouer violemment l'économie ». Heureux temps, en vérité, que celui où les hommes avaient des nerfs assez forts pour qu'il y eût avantage à « secouer violemment l'économie », c'est-à-dire à lui infliger ce « choc » dont Asclépiade, avant moi, reconnaissait l'existence à la suite de toute purgation quelque peu active !

Au demeurant, je ne puis que savoir gré à M. Guelpa de la façon courtoise dont il a « démoli » mes travaux. Rien ne l'aurait empêché d'être encore beaucoup plus sévère, et de répéter, par exemple, le mot de Gallien, qui disait : « C'est un crime exorbitant, et qui malheureusement n'a pas été prévu par le législateur, de nier la valeur souveraine de la purgation. » Un des princes de notre art ne m'a-t-il pas ouvertement traité « de malfaiteur public », parce que j'avais eu l'audace de dire tout haut ce que tous les médecins, depuis longtemps, avaient commencé à penser tout bas, sur l'abus des purgatifs et la possibilité que leurs dangers fussent, aujourd'hui, plus grands et plus nombreux que leurs avantages ?

Et il y a plus. De cette communication de M. Guelpa, qui était destinée à me mettre en pièces, je retiens un passage qui se trouve apporter un secours précieux à ma thèse sur les dangers d'un usage trop fréquent de la purgation. M. Guelpa, en effet, nous a signalé avec complaisance, en s'appuyant sur toute sorte d'observations et d'explications, les dangers de ce qu'il appelle les « petites purgations ». Eh bien ! cette constatation a de quoi me satisfaire pleinement. Comme il est certain que, désormais, très peu de médecins se servent encore de purgations violentes, comme presque tous, quand ils purgent, se bornent à prescrire de « petites purgations », il me suffit que M. Guelpa s'élève cotre ces dernières : puisse-t-il amener tous nos confrères à partager ses vues sur ce point, et un grand bien sera accompli. Car, pour ce qui est de partager jusqu'au bout la doctrine de M. Guelpa, et de remplacer ces « petites purgations », qu'il proclame dangereuses, par d'autres plus énergiques, — ce qui revient à dire : plus dangereuses, — je suis bien sûr que fort peu d'entre nous iront jusque-là. La « grande purgation » constitue un grand choc, qu'il ne faut imprimer au système nerveux que dans des circonstances spéciales, et qui restent encore à déterminer. La « petite purgation » est un petit choc, qui fait toujours un peu de mal : c'est M. Guelpa lui-même qui le dit. J'ajoute seulement que ce petit choc est capable parfois de faire *beaucoup* de mal, s'il atteint un organisme affaibli et, comme tel, hors d'état de supporter le choc le plus léger.

Mais c'est assez parler de notre confrère et de ses objections. Je le répète, j'espère que nous aurons l'occasion de nous retrouver plus tard, après que nous aurons, chacun de notre côté, poussé plus à fond une expérience qui n'est aujourd'hui qu'à peine ébauchée. Alors seulement je pourrai dire à M. Guelpa dans quels cas j'approuve ses purgations violentes et prolongées ; et peut-être lui-même, alors, voudra-t-il me rendre justice, avouant que j'ai eu un courage méritoire à dénoncer publiquement le danger de l'usage trop fréquent, et trop indistinctivement génélisé, des purgations.

Aujourd'hui, il faut encore que je remercie les membres de la Société qui ont bien voulu me soutenir de leur précieuse sympathie, et en particulier notre jeune confrère, M. Leven, qui, à la dernière séance a très éloquemment affirmé sa communion d'idées avec moi. Cette communion, à vrai dire, n'a rien que de naturel, car nous avons eu, lui et moi, un maître commun dans la personne de son excellent père. C'est lui, le vénérable Dr Leven, qui, par une seule phrase prononcée il y a vingt ans, a achevé de confirmer en moi une opinion qui, jusque-là, n'osait pas encore s'exprimer nettement dans ma pensée. Il s'agissait d'un de nos confrères, dont nous faisions tous les deux l'éloge : mais M. Leven terminait sa bienveillante appréciation par ces mots : « Quel dommage qu'un esprit si distingué en soit

encore à donner des purgatifs et des lavements ! »
Cette semence est tombée sur un terrain préparé.
Elle a porté ses fruits; et mon ambition, aussi sin-
cère que désintéressée, serait de faire partager mes
convictions à tous nos confrères, pour le plus grand
bien de leurs malades.

M. BARDET. — Je ne voudrais pas prolonger une discussion qui renouvelle peut-être un peu tôt celle qui
a eu lieu il y a deux ans; mais il me paraît nécessaire de relever ce qui paraît un peu inopportun
dans ce que j'appellerai « l'hymne à la purgation »
entonné par notre collègue, M. Guelpa. En effet,
quand celui-ci nous a apporté des observations sur
les bénéfices de l'abstinence, je n'ai pas hésité à l'appuyer et à faire remarquer que les faits qu'il rap-
portait avaient un très grand intérêt thérapeutique,
cela, bien entendu, en laissant de côté les considérations dont il avait cru devoir entourer les faits.
Mais aujourd'hui je dois avouer que je ne partage
pas du tout sa manière de voir.

Quand on parle de purgation, il faut séparer nettement l'action simplement exonératrice des doses
faibles, en un mot des laxatifs, d'une part, et,
d'autre part, l'action spoliatrice des doses fortes,
qu'il s'agisse des purgatifs salins, cholagogues
ou drastiques. Je crois, comme M. Burlureaux,
que la vraie purgation, par ses effets spoliateurs,
donne au tube digestif un choc qu'il ne subit pas

impunément. En chantant les louanges de la purgation comme il le fait, notre collègue, M. Guelpa, me paraît un homme dangereux et surtout, qu'il me permette de le dire, peu moderne. Il s'appuie sur la généralité de l'emploi de la purgation dans le monde entier pour en tirer un argument en sa faveur. Mon Dieu ! c'est l'application de la doctrine pragmatique de notre collègue, M. Rénon, mais est-il bien sûr que M. Rénon entende comme lui le pragmatisme ? Je ne le crois pas, car dans ce cas l'argument pourrait également servir pour sanctionner l'abus que l'on fait d'une foule de drogues malfaisantes prônées à la quatrième page des journaux. Sangrado nourrissait ses malades avec de l'eau et pour les réconforter il les saignait jusqu'à « plus soif », on me pardonnera cette boutade en raison de son opportunité. M. Guelpa ne va pas jusque-là mais il remplace la saignée par la purgation répétée et encore ne suis-je pas sans crainte, car je me demande si quelque jour notre collègue, qui me paraît avoir une tendance irrésistible à rajeunir les vieilles méthodes, ne viendra pas nous apporter des observations favorables à la reprise de la méthode de Broussais.

Et au fond il est très possible que des observations très suggestives puissent être apportées, car l'organisme humain est d'une rare patience, il a des moyens puissants de réagir contre les méthodes thérapeutiques les plus offensives. J'en demande pardon à mon ami Guelpa, mais je m'élève contre les interventions thérapeutiques violentes, je suis convaincu que la thérapeutique a fait un grand pas le jour où elle a cherché les méthodes les moins offensives, surtout dans le traitement des maladies chroniques. Et qu'il me permette de lui rappeler qu'il n'y a pas si longtemps que lui-même prêchait hautement, le principe de la non-intervention dans les maladies et il n'était pas alors moins intransigeant qu'aujourd'hui.

Loin de moi la pensée de proscrire la purgation, il est des cas où son intervention est utile. J'ai dit il y a deux ans à M. Burlureaux que, comme lui, je considérais la purgation comme un mal, mais un mal nécessaire. Pourquoi nécessaire ? Parce que le médecin, huit fois sur dix, est incapable d'obtenir de son malade l'obéissance à ses prescriptions diététiques. Par conséquent, la purgation rendra de réels services quand un gros mangeur refusera d'obéir à la restriction qui lui sera imposée. La purgation sera également utile quand le malade présentera de l'embarras gastrique caractérisé avec phénomènes d'irritation intestinale. Mais dans tous les cas on la considérera comme un procédé thérapeutique exceptionnel et non pas comme un moyen complètement inoffensif susceptible d'être indéfiniment employé.

Notre jeune collègue M. Leven a raison quand il affirme à M. Guelpa que, le plus souvent, les phénomènes intestinaux provenant de l'estomac qui est en état dyspeptiqne, c'est l'estomac qu'il faut soigner. Or, une purgation détraque pour longtemps un estomac. Je suis moi-même partisan de cette doctrine et je l'ai apprise comme M. Leven, en m'inspirant des travaux remarquables de son illustre père, à qui nous devons tant de faits intéressants dans la connaissance des maladies de l'estomac. C'est également l'enseignement de notre collègue, M. le professeur Albert Robin, qui a si élégamment formulé : « A intestin parésié correspond toujours un estomac irrité. » Donc, exercez une action sédative sur l'estomac et vous rendrez à l'intestin sa fonction. M. Leven a eu également raison quand il a fait allusion aux effets désastreux de l'aérophagie sur la genèse de la parésie intestinale ; c'est là un fait à peine connu et cependant extraordinairement commun. Du reste nous y reviendrons, et bientôt.

La doctrine de la purgation répétée date de la croyance aux humeurs peccantes, remplacées de nos jours par les toxines et l'auto-intoxication. Certes, il y a des intoxications d'origine intestinale, mais le fait est au moins aussi théorique que-pratique. On ne saurait croire combien les doctrines, trop volontiers acceptées, ont fait de mal à la médecine... et aux malades.

En réalité, nous avons eu, nous avons encore et nous avons inculqué à nos clients la phobie de la rétention fécale. Vous savez tous quel effort quelques-uns de nous ont dû dépenser pour jeter à bas les erreurs accumulées relativement à ce qu'on voulait considérer comme le « besoin alimentaire », eh bien ! il faudra faire autant d'efforts pour renverser les idées fausses sur le « besoin d'exonération ».

On peut dire sans exagérer que de trop nombreux vieillards, surtout des femmes, souffrent de véritables colites muco-membraneuses par suite de leur manie d'absorber des purgatifs et de prendre des lavements. Dans le désir d'éliminer un gros bol fécal, ces malheureux irritent tellement leur intestin qu'ils finissent par rejeter régulièrement le revêtement épithélial de l'organe.

Dans ces conditions, je considère comme funeste le chant triomphal entonné par notre collègue M. Guelpa en l'honneur de la purgation, car il risque de jeter un trouble dans les idées et de prolonger les préjugés qu'on a, relativement à l'innocuité d'une méthode qui est certainement offensive.

La constipation, l'encombrement intestinal est un syndrome ; on ne soigne pas un syndrome, on doit s'attaquer aux causes. Chez les constipés, soignez l'estomac, corrigez le régime et vous aurez d'excellents résultats sans irriter le tube digestif par une action qui offense sa muqueuse et éternise ainsi l'état dyspeptique que nous avons justement le devoir de combattre.

M. Bize. — Je crois devoir signaler à M. Guelpa

l'observation suivante qui m'est fournie par un périodique étranger. Il s'agit d'un diabétique qui, par suite d'une psychose, refusa de s'alimenter pendant trois mois. Au bout de ce temps, on constata la disparition du sucre dans les urines ; en même temps, le malade avait engraissé.

M. LAUFER. — La conclusion qui se dégage nettement, au point de vue clinique, du débat sur cette question est la suivante : dans presque tous les c où on administrait des purgations, souvent d'une façon pour ainsi dire réflexe, on peut aboutir au résultat recherché par des moyens moins violents et plus propres à enrayer la cause de l'affection ou du symptôme dominant. Tous les cliniciens seront d'accord sur ce point. Si l'on tient compte au surplus des conséquences, sérieuses quelquefois, que peut produire le traumatisme exercé par la purgation, et si l'on ne considère que le risque à courir, l'hésitation n'est plus permise. La question pratique est donc éclaircie et, comme l'ont dit ici les orateurs si compétents qui sont intervenus, il y aura lieu de rechercher les circonstances tout à fait spéciales qui indiquent l'usage de la purgation, non pas de la même purgation dans tous les cas, comme le fait M. Guelpa, partisan du système du tout à l'eau de Janos chauffée, mais de tel ou tel purgatif en particulier, suivant tel ou tel cas.

Je ne retiendrai donc, très brièvement, que les rares

aits expérimentaux sur lesquels s'appuie M. Guelpa.

Dans une brochure, qui est relative à l'action de la purgation sur la régénération des tissus, et à laquelle il renvoie tous ceux qui veulent exprimer une opinion sur la purgation, il signale tout d'abord ce fait que celle-ci détermine l'apparition dans les humeurs de leucocytes jeunes : preuve, dit-il, que cette régénération s'opère. Or, chaque fois qu'un agent d'irritation quelconque atteint les tissus, les mêmes leucocytes apparaissent. Leur présence prouve donc simplement qu'un traumatisme violent a été exercé par le purgatif, rien de plus : mais cette preuve n'est pas précisément à l'avantage de la purgation. Et qu'est-ce qui prouve en outre que les tissus régénérés ne sont pas ceux qui ont été entamés par la cause irritante, la muqueuse intestinale surtout, ainsi qu'on l'a maintes fois constaté ? De cette brochure, qui offre l'attrait d'un petit roman, ressort cette idée que la purgation n'atteint et ne chasse que les mauvaises cellules et respecte les bonnes. Pourquoi ? On n'en sait rien. Pour employer une comparaison chère à M. Guelpa, c'est comme si un commerçant offrant aux clients de la bonne et de la mauvaise marchandise, ceux-ci n'enlevaient que la mauvaise et ne touchaient pas à la bonne.

Ce n'est pas tout : la purgation, d'après M. Guelpa augmente les globules rouges. C'est encore un fait très connu et, comme on l'a rappelé, il est dû à la concentration sanguine. Cette augmentation peut durer plus ou moins longtemps : généralement elle dure peu, mais ce que je tenais à ajouter, c'est que, quelle que soit cette durée, les globules rouges reviennent toujours à leur taux antérieur. M. Guelpa semble croire que chaque purgation élève le niveau globulaire du sang et sans doute viendra-t-il un jour proposer un nouveau traitement de la chlorose par l'inanition et les purgations répétées.

Enfin, son expérimentation comporte la purgation donnée à quelques lapins. Pourquoi a-t-il employé les lapins, qui sont des herbivores et dont le tube digestif, adapté à une alimentation cellulosique, est capable de se défendre bien mieux que celui de l'homme contre des agents d'irritation ? Il leur donne quelques purgations pendant quelques jours et il en tire la preuve que l'intestin humain soumis à des purgations répétées et intensives restera indemne. Inutile d'insister, surtout si l'on songe que les cas où ces purgations énergiques lui semblent nécessaires sont ceux où le tube digestif est déjà malade.

Le système thérapeutique de M. Guelpa consiste, en somme, à prendre les notions connues et à les pousser à l'extrême. On connaissait l'influence de l'inanition sur le diabète : il faudra désormais que le diabétique mange le moins souvent possible. On connaissait, je crois, aussi la purgation et même on en abusait : on la donnait à propos de tout et de rien.

Cela ne suffit pas encore, il faudra qu'elle soit administrée systématiquement, largement, énergiquement. Ce n'est plus la purgation, c'est le purgatoire.

M. Guelpa. — M. Laufer me donne l'occasion de lui faire observer que, dans mes expériences, sur les lapins, je n'avais pas tiré de conclusions, comme cela résulte de ma phrase : « Pour le moment, je ne suis pas en état de répondre, etc. »

Je ne cache pas que, lorsque je l'ai vu, M. Laufer inscrit pour prendre la parole dans la discussion sur la purgation, je n'étais pas sans inquiétude, dans la crainte que lui, savant de laboratoire, allait probablement m'opposer des arguments de faits, qui auraient pu facilement échapper à moi, modeste praticien, et auraient peut-être compromis la thèse que je défends.

A dire vrai, je suis étonné de la pauvreté de ses objections ; ce qui m'encourage de plus dans la conscience de la justesse de ma méthode. Je ne parlerai pas de la forme si peu courtoise de son argumentation, et je ne le suivrai pas sur ce terrain, ayant une autre conception de nos discussions. Je l'excuse en pensant que très probablement, en sentant le grand désarroi de sa thèse, M. Laufer a cru pouvoir s'en tirer en faisant feu de tout bois. Aux faits très nombreux et vrais que j'ai présentés, il n'a pu opposer que des objections vagues basées sur des *a priori* et des conceptions scientifiques, que mes faits ont précisément démontré erronées.

Et voyez où l'aveuglement du parti pris amène M. Laufer : il me reproche d'avoir cité un seul travail, parce que m'appartenant, qui a traité de la cure par la purge inséparable du jeûne prolongé et répété.

Que je ne sache, cette question est absolument nouvelle. A part quelques observations très nettes des Drs Régis et Klotz, confirmant ma thèse, je ne connais personne jusqu'à présent qui ait écrit sur ce sujet. Vous ne voudrez pas, je pense, mes chers collègues, que je considère comme une objection valide l'auto-expérimentation de M. Laufer, qui n'a pas été capable de supporter la cure pendant deux jours. Elle est la négation d'une sérieuse expérimentation scientifique. Elle ne peut prouver que le peu d'endurance de sa volonté, à lui, et ne saurait entamer une méthode qui, appliquée déjà plusieurs centaines de fois, attend encore le démenti d'une expérience bien conduite.

M. Laufer ne craint pas d'affirmer qu'avec sa manière de procéder il n'encoure pas les dangers auxquels d'après lui j'expose mes malades, et il ajoute qu'il aboutit aux mêmes résultats heureux. Je lui ferai d'abord remarquer que le danger qu'il me reproche est absolument imaginaire comme cela résulte de tous les faits. Ce danger n'a jamais existé et ne peut exister avec la purgation et la privation d'aliments bien réglées. Je le prierai ensuite de bien

vouloir nous indiquer la durée, qu'il tait soigneuse-
ment, du traitement qu'il pratique, pour obtenir la
guérison. Je ne crains pas de me tromper en suppo-
sant dans les cas de complète guérison qui, entre paren-
thèses, sont probablement assez rares, ce traitement
exige plusieurs mois ; tandis qu'avec la cure que je
propose, la maladie est immédiatement arrêtée dans
son évolution.

Les premiers symptômes de la guérison, presque
immédiats, ne tardent pas à devenir manifestes au
bout de quelques jours et restent durables, au bout
de quelques semaines, si le malade est assez intelligent pour se résigner ensuite à un régime réduit, proportionnel à la gravité et à la durée précédente de la
maladie. Et quand je dis guérison, je n'entends pas
seulement la disparition du sucre des urines, comme
avec trop de persistance, M. Laufer veut me le faire
dire, mais aussi la disparition de toutes les autres
manifestations diabétiques, avec le relèvement de
l'état général, caractérisé, comme je l'ai déjà noté
dans une autre discussion, par la recoloration saine
des téguments, le retour à la normale de la respiration et de la circulation, la régularisation et la vigueur
de toutes les fonctions, même psychiques, comme en
témoignent la facilité et la plus grande netteté de
l'idéation. Je regrette de répéter cette réponse déjà
faite une autre fois. Mais en présence de la répétition
de l'objection, je ne pouvais faire autrement, à moins
d'avoir l'air désarmé par la valeur de l'attaque.

Lorsque M. Laufer se trouve en présence de très graves complications, comme des manifestations gangréneuses incontestables, ou des congestions pulmonaires doubles avec angoisse et menace de suffocation, quel est le résultat de sa pratique? Pour ce qui me regarde, je peux l'assurer que l'évolution de ces complications et des autres est aussitôt enrayée, et si les tissus sont encore passibles de vitalité, ils ne tardent pas à être restitués *ad integrum*.

Franchement, si l'on n'est pas aveuglé par le parti pris, il me paraît qu'on doit reconnaître sans hésitation la supériorité merveilleuse de la cure que je conseille. Sur ce point, je n'ai aucun doute sur le jugement de l'avenir.

M. Laufer, en répétant une objection qui me fut déjà faite par M. Burlureaux à propos de l'augmentation des hématies et des leucocytes, l'attribue également à la concentration temporaire du sang par la déshydratation à la suite de la purge, et par l'irritation de la muqueuse intestinale, au même titre que l'irritation par un vésicatoire. Je veux bien admettre que cette hyperleucocytose ne persiste pas aussi intense par la suite; mais le fait certain est que plusieurs semaines après on constate encore une abondante augmentation globulaire que les cures successives accroissent et rendent plus stable. L'objection de M. Laufer n'a donc aucune valeur.

Dois-je vous parler de la déformation que M. Laufer a faite de ma comparaison du fonctionnement de l'organisme humain avec celui d'une maison commerciale ? Je crois qu'on peut accepter cette comparaison *grosso modo*, sans aucune restriction. M. Laufer serait bien en peine d'en démontrer sérieusement l'inconséquence, autrement qu'avec des arguments vagues dont je vous laisse juger le fond erroné et la forme désobligeante.

Je tiens à remercier M. le Dr Bize de l'apport qu'il fait à ma thèse de son observation traduite du *Lancet*, et dans laquelle un diabétique aurait obtenu la guérison de sa maladie par un très long jeûne. Je ne suis pas surpris d'un pareil résultat. C'est ce qu'on a eu l'occasion de constater souvent dans le diabète et dans beaucoup d'autres affections chroniques pendant les sièges et dans certains naufrages, où la privation et la longue restriction forcée des aliments avaient eu pour compensation heureuse le renouvellement des tissus et le rajeunissement des fonctions.

Mais au sujet de l'observation du *Lancet*, je désire ajouter que le résultat aurait été obtenu encore plus rapidement et plus facilement, si le malade avait complété le jeûne par d'abondantes purgations, qui l'auraient débarrassé plus tôt et plus complètement des intoxications concomitantes qui favorisent et aggravent l'intoxication principale.

M. BARBIER. — Je demande à M. Guelpa au bout de combien de temps le sucre apparaît de nouveau chez ses malades ?

Et quel est l'avenir éloigné de ces malades ?

M. GUELPA. — Je répondrai à M. Barbier que chez les malades le sucre ne réapparaît plus, s'ils se résignent sévèrement pendant longtemps à une alimentation restreinte ; autrement, si le malade n'a pas le courage de garder longtemps la sobriété nécessaire, il revient, mais de moins en moins tenace à chaque nouvelle répétition.

Pour ce qui concerne l'avenir éloigné, il est complètement rassurant ; l'état général s'améliore immédiatement, les manifestations diabétiques, même les plus graves, ne tardent pas à disparaître, et le malade revient aux meilleures conditions de santé, dans lesquelles il peut persister, si sa faiblesse morale et les exigences de la société ne l'entraînent pas à violer les indications de l'hygiène de sa maladie.

M. LAUFER. — Un mot tout d'abord au sujet de l'observation, dont notre excellent ami M. Bize nous a cité le résumé. Je connaissais cette observation que j'ai lue *in extenso*. Or, elle n'a aucune valeur pour la discussion qui nous occupe. Tout d'abord, il n'est pas sûr qu'il s'agissait là de véritable diabète. En second lieu, le diabète chez les aliénés présente quelquefois des allures bizarres et des intermittences inexplicables. Mais même s'il s'agissait d'un véritable diabète à évolution régulière, je le ferais rentrer dans la catégorie de ceux dont la glycosurie aurait pu disparaître aussi bien au bout du même temps avec une alimentation appropriée. Tous les diabétiques ne sont pas des aliénés et ne s'astreindront pas à une inanition prolongée.

Mais, dit M. Guelpa, il faut trois ou quatre mois pour faire disparaître le sucre chez un diabétique par un régime approprié. Rien ne l'autorise à émettre une pareille affirmation. Tous les cliniciens savent au contraire qu'il est de nombreux diabètes extrêmement maniables et dont la disparition du sucre sous l'influence du régime s'obtient très rapidement. D'ailleurs, si l'on tient compte du bilan des *ingesta* et *excreta* en hydrates de carbone ainsi que des albuminoïdes administrés, on peut, dans la plupart des cas, supprimer la glycosurie sans grand délai. Mais toute la question n'est pas encore là et ce n'est pas à ce point que l'on doit s'arrêter ; il s'agit de savoir, comme l'a fort justement dit M. le Président, quel est l'avenir des malades. Or, avec un régime approprié et la méthode de rééducation nutritive que j'emploie, le malade aboutit graduellement et sans inconvénients à un régime semblable au régime de l'individu bien portant. Avec la méthode de M. Guelpa, on arrive à la disparition du sucre par des moyens violents, l'application pratique est des plus pénibles, mais pour maintenir le résultat acquis, M. Guelpa est bien obligé de recourir à un régime particulier. De sorte que pour atteindre le même but auquel on arrive simplement avec le régime, il fait gravir aux malades un douloureux calvaire. D'autres ont essayé avant lui l'inanition chez le diabète et ont dû y renoncer. Mais en outre, comment se flatte-t-il de guérir ses malades? Il a cité plusieurs cas de diabète avec accidents aigus, mais c'est la disparition de ces accidents qu'il a observée et c'est leur traitement qu'il a fait en réalité, rien de plus. Pour affirmer la guérison du diabète, il faudrait qu'il puisse prouver qu'un malade, après plusieurs cures d'inanition et de purgations suivies de régimes modérés, est arrivé à un état tel que ces cures sont devenues inutiles et que le malade a pu désormais suivre un régime quelconque, simplement modéré et sans que l'on ait à tenir compte des ingesta d'hydrates de carbone. Or, cette preuve, il ne l'a jamais apportée.

D'ailleurs, il ne s'est jamais expliqué nettement sur ce régime modéré. Qu'est-ce pour lui qu'un régime modéré et même approprié? Les réponses sur ce point sont des plus vagues. Pourtant il dit qu'il met ses malades au lait pendant quelques jours après le jeûne. Et puis après, que fait-il? De deux choses, l'une : ou bien il fait prendre un régime quelconque, même modéré, et j'affirme que le sucre réapparait, ou bien il administre un régime dont les albuminoïdes et les hydrates de carbone sont dosés, et alors il s'est donné beaucoup de mal — du moins il en a donné aux malades — pour finir par où nous commençons.

Et si j'ai insisté quelque peu — je m'en excuse —
sur cette question qui a ressuscité aujourd'hui, c'est
pour m'élever contre ces tentations thérapeutiques
qui surgissent chaque jour et dont le succès éphé-
mère, auprès du public toujours crédule malgré
toutes les épreuves par lesquelles on l'a fait passer,
est dû à leur extravagance même. Les faits plus
nombreux et mieux étudiés viennent heureusement
rejeter dans le néant ces tentations qui en étaient
indûment sorties.

M. GUELPA. — Aux objections de M. Laufer, je n'ai
rien à répondre qui n'ait été déjà dit et prouvé dans
les discussions précédentes. Je m'abstiens donc
d'abuser de votre temps pour vous faire entendre des
répétitions.

RENOUVELLEMENT DES TISSUS
RAJEUNISSEMENT DES FONCTIONS [1]

Veniet felicior aetas.

En 1889, le Dr Dujardin-Beaumetz avait eu l'idée de remettre à l'étude, dans sa clinique de l'hôpital Cochin, la question du poids des malades en général et plus particulièrement des typhiques. M. le Dr Stackler fut chargé de ces expériences, et il en rendit compte dans une communication à la Société de thérapeutique et dans les *Bulletins* de cette Société.

Pour réaliser cette conception, M. Dujardin-Beaumetz avait fait construire spécialement une balance enregistreuse, sur laquelle était posé le lit du malade, de sorte que les moindres variations de poids étaient continuellement enregistrées. Les graphiques qui en résultaient étaient particulièrement suggestifs. Pendant la durée de la maladie, même sans voir le malade, simplement à la lecture du graphique, on

---

[1] *Communication à la Société de Médecine de Paris*, séance du 26 décembre 1908.

pouvait se rendre compte si la maladie évoluait favorablement ou non, absolument comme on peut en juger
par le graphique de la température. Et, contrairement à ce qu'on aurait pu supposer *a priori*, la maladie
évoluait d'autant plus favorablement jusqu'à la
convalescence que le malade perdait plus rapidement
et régulièrement de son poids. Si le graphique du
poids restait à peu près invariable, vous pouviez
être certain que celui de la température était élevé.

Cette expérience, qui n'a pas eu de suite pour ses
auteurs, a été pour moi comme un éclat de lumière.
Elle est devenue par la suite comme le phare qui
m'a constamment guidé dans ma pratique médicale.
En effet, dans toutes les affections fébriles, j'ai
toujours remarqué que les malades marchent d'autant plus sûrement et plus rapidement vers la guérison, que leur amaigrissement se déclare et se
poursuit plus promptement. Par contre, vous devez
l'avoir constaté comme moi, lorsque le malade ne
manifeste pas un amaigrissement proportionnel à
l'intensité de sa pyrexie, la maladie a toujours une
gravité plus dangereuse, une durée plus longue et
une convalescence plus difficile. On dirait vraiment,
— c'est le raisonnement que je me suis toujours fait,
et que j'ai toujours vu confirmé — que l'organisme
est encombré, gêné par une quantité plus ou moins
grande de liquides, de cellules, de tissus vieux et
empoisonnés, qu'il doit éliminer pour que la maladie
disparaisse. Plus tôt on parvient à ce résultat, et

plus vite la santé se rétablit parfaite, bien meilleure qu'avant la maladie.

Ces idées, je les ai sans cesse appliquées au cours d'une pratique déjà longue, auprès d'une nombreuse clientèle, et je ne crains pas d'affirmer que je les ai vues régulièrement se réaliser. C'est depuis ces expériences, pour moi mémorables, que je ne me suis plus inquiété de la faiblesse de mes malades, leur fausse sensation de faiblesse n'étant en réalité que l'expression d'un encombrement de produits toxiques et de déchets cellulaires, dont il faut au plus tôt, dans la mesure du possible, débarrasser l'organisme. La preuve en est que, dans ces cas, le lendemain d'une purgation efficace, *cœteris paribus*, le malade se sent moins faible que la veille.

Aussi la question de l'alimentation des malades, surtout dans les maladies fébriles, ne me préoccupe jamais, persuadé que les soi-disant fortifiants ne font que fortifier la maladie aux dépens des malades. Régulièrement, je ne me décide à leur permettre des aliments que lorsque la température descend au-dessous de la normale, c'est-à-dire lorsque l'excédent des intoxications organiques a été complètement comburé et éliminé. Sans crainte d'avancer un fait inexact, je puis affirmer que les maladies ainsi traitées ont une évolution moins longue que celle admise normalement et que la convalescence a une allure plus satisfaisante et plus rapide.

J'ai tenu à vous dire ce qui précède pour vous faire mieux comprendre la filiation des faits et des conclusions qui vont faire l'objet de cette communication.

Je me suis demandé si les phénomènes que je voyais se réaliser dans le domaine pathologique, ne seraient pas réalisables dans le domaine physiologique.

L'expérience type de Dujardin-Beaumetz et Stackler et mes constatations cliniques, surtout dans les maladies fébriles, m'avaient donc démontré que plus tôt l'organisme maigrissait, et, par conséquent, se débarrassait de ses tissus intoxiqués, vieux ou usés, et plus vite il revenait apte à la lutte pour la vie, beaucoup plus énergiquement même qu'avant la maladie.

Il doit se passer dans l'organisme animal à peu près le même phénomène que l'homme a appliqué, sans en avoir vu l'analogie, dans la vie sociale.

Dans une administration grande ou petite, si on ne renouvelle pas régulièrement et au fur et à mesure de l'âge et de l'activité le personnel défectueux, petit à petit le fonctionnement en souffre et provoque les plaintes des administrés.

De même, dans un grand magasin, si la vente ne produit pas l'écoulement successif et complet de toutes les marchandises, vous savez qu'une direction intelligente décide de temps en temps une grande exposition, où elle fait écouler avec le rabais nécessaire le stock de marchandises défraîchies, avariées ou simplement démodées. Si elle procédait autrement, peu à peu la maison péricliterait et s'acheminerait vers la faillite.

Un autre exemple saisissant de cette analogie entre le fonctionnement de la société et celui de l'organisme animal, nous l'avons dans ce que présente une ville fortifiée. Elle renferme des habitants, des troupes, du matériel et des provisions alimentaires. Elle a, en outre, des voies d'élimination de toutes sortes de déchets.

Notre corps est aussi une organisation fortifiée, constamment guettée, menacée par une infinité d'ennemis. Lui aussi a ses habitants, qui sont les fibres et les cellules des tissus ; ses troupes, ses colporteurs et ses agents de police, qui sont les globules rouges et blancs, et plus particulièrement les phagocytes ; ses provisions alimentaires et ses réserves de matériel qui se trouvent représentées plus particulièrement par son tissu adipeux. Mais plus prudente que toute organisation humaine, la nature l'a pourvu très abondamment, avec une intelligence idéale, des voies nécessaires pour assurer l'élimination aussi grande que possible des déchets et des produits toxiques. Elle les élimine par la voie intestinale, par la voie rénale, par la voie cutanée, par les bronches, etc., et lorsque ces voies sont insuffisantes, elle multiplie la combustion de ces principes nuisibles par son mécanisme cellulaire et par son oxygénation pulmonaire.

Que diriez-vous, continuant notre comparaison

10.

d'une garnison, qui, après avoir accumulé le plus possible de troupes et d'approvisionnements, resterait inactive à attendre l'ennemi, vivant au jour le jour des denrées apportées du dehors sans se préoccuper du renouvellement du matériel et encore plus de celui des denrées alimentaires ? A coup sûr, au moment du danger, le matériel serait ou médiocrement utilisable, ou, pour le moins inférieur à la qualité de celui de l'ennemi ; et les denrées avariées provoqueraient l'éclosion de maladies graves et nombreuses, qui paralyseraient l'énergie de la défense.

Eh bien ! mes chers collègues, l'homme n'agit pas plus inintelligemment. L'obèse particulièrement, tranquille, quelquefois même vaniteux de sa richesse de réserve, ne pense pas à la renouveler. Plus tard, au moment de la lutte, lorsque survient la maladie, ses phagocytes étant difficilement et mal reconstitués par des cellules adipeuses trop vieilles ou avariées, il succombe plus sûrement et plus rapidement ou, s'il se relève, il le fait avec plus de lenteur et plus de difficulté.

Je me rappelle toujours ce que me disait mon cher et regretté ami M. Chuchu, un de nos plus distingués collègues vétérinaires, à qui je faisais part de mes idées sur la nécessité de renouveler de temps en temps les réserves de nos tissus. Vous avez bien raison, insistait-il, et vous avez une démonstration de fait, au sujet des obèses, en ce que nous observons, nous vétérinaires. En effet, lorsque nous poussons nos bêtes à l'engrais, c'est un fait prouvé que, si une fois engraissées, au lieu de les abattre, on voulait les conserver, cela serait très difficile, parce que leurs tissus nobles, étouffés par la graisse qui les a envahis et plus ou moins compromis, ont perdu leur capacité à la défense et au fonctionnement de la vie.

C'est le même fait qui est cause des terribles dénouements que nous observons, hélas! trop souvent chez les enfants, qu'une hygiène bête de certains parents et surtout des nourrices pousse à devenir gras et gros. Vous savez que, dans ces conditions, le moindre désordre intestinal ou autre, surtout pendant les fortes chaleurs, font que ces enfants, qu'on croit si beaux, disparaissent avec la plus grande rapidité, tandis que d'autres, apparemment chétifs, mais vifs, surmontent sans danger de très fortes infections.

De ces faits et de ces considérations à la déduction de l'avantage qu'il y aurait à provoquer au plus tôt, dans les limites du possible, l'élimination des cellules compromises de l'organisme, pour permettre en temps la reproduction d'autres jeunes, plus vaillantes, non intoxiquées, il n'y avait qu'un pas. C'est ce pas que j'ai tenté de franchir; et je tiens aujourd'hui à vous en apporter les modestes résultats. Ce sont des expériences qu'en une quinzaine d'années j'ai répétées une quarantaine de fois sur moi-même, et presque autant de fois sur mes clients, pendant plusieurs jours chaque fois. Elles possèdent par conséquent une certaine valeur.

Comment faire pour réaliser la destruction de ces éléments cellulaires inutiles et gênants, pour ne pas dire dangereux ? Voilà le point capital du problème !

Nous savons que dans les maladies, la nature, pour concentrer le maximum de résistance de l'organisme menacé, et enrayer la marche accélérée vers la mort, nous enlève habituellement le désir de manger et souvent même la pensée de boire. Elle limite ou suspend, de cette façon, l'introduction des *ingesta* qui s'altéreraient et deviendraient inutiles ou dangereux. De plus, elle laisse à l'organisme même le soin de fournir par ses propres éléments les matériaux de combution nécessaires à la continuation de la vie. Et ce n'est seulement que lorsqu'une partie de ces matériaux, précisément les moins viables, proportionnelle à la nature et à la violence de la maladie, a été comburée et éliminée, que la santé renaît plus belle qu'avant.

Donc, si, en pleine santé, et bien plus lorsque des manifestations diverses nous font supposer un état d'insuffisante combustion cellulaire, nous réalisons la destruction préventive des cellules moins vivantes et moins aptes à la lutte, nous mettons à coup sûr l'organisme en état de recréer d'autres cellules nouvelles, plus énergiques à le défendre contre les infections et les intoxications déjà existantes, et encore mieux à le protéger contre celles qui le menacent. Ce remplacement d'éléments cellulaires peut être facilement, je ne dis pas agréablement, obtenu par la privation des aliments suffisamment prolongée et répétée, privation qui oblige l'organisme à vivre sur ses réserves.

C'est à ce moyen, à défaut d'autres plus efficaces et plus rapides, que je me suis résolument décidé, laissant à l'expérience le soin de me renseigner si, dans la destruction des cellules, je n'aurais pas éliminé les plus vitales, les plus nobles, et peut-être les plus résistantes, au lieu des plus anciennes. Dès le premier essai, qui a duré trois jours, j'ai pu me persuader que l'organisme se trouvait très bien de ce balayage cellulaire, ayant pour ainsi dire intelligemment su faire le tri des matériaux dangereux ou moins utiles, pour les expulser et garder les bons. La grande amélioration immédiate et persistante de l'état général en était la preuve très évidente.

Mais un écueil se présente à ceux qui, moins tenaces que moi, voudraient répéter cette dure expérience. Vous savez tous qu'en se privant de manger, on souffre des différentes manifestations de la faim, dont les principales, les plus pénibles, sont le mal de tête, et l'abattement général. Convaincu de l'exactitude de ma conception, j'ai voulu poursuivre mon étude envers et contre tout. Alors pour précipiter l'amaigrissement et pour atteindre plus tôt mon but, j'ai essayé de demander à la purgation

intense l'aide qui m'était nécessaire. Je n'ai pas eu
à le regretter. Dès la première fois, j'ai eu la joie de
constater que le mal de tête et tous les malaises cau-
sés par la faim disparaissaient si la purgation parvenait à exercer une action complète.

A ce sujet, une grande expérience me fait supposer
que les purges salines sont, en général, préférables.
Mais lorsque le rein est sensible, il convient de
recourir plutôt à l'huile de ricin ou à d'autres pré-
parations à action plus locale. En tout cas, il est
utile qu'elles soient abondantes, même au delà du
nécessaire. Il n'y a à cela aucun désavantage. En
effet, la purgation insuffisante ne fait que remuer,
troubler une partie du contenu intestinal, et ce n'est
que lentement et partiellement qu'elle en effectue
l'évacuation. Elle vous traine pendant une grande
partie de la journée avec des malaises, des coliques
et même des vertiges ou autres manifestations
réflexes dépendant de l'invasion plus abondante des
intoxications dans le courant humoral à travers les
parois intestinales privées partiellement de leur épithélium.

Au contraire, si le purgatif est abondant, par
exemple toute une bouteille d'eau de Janos, ou autre
eau similaire, le résultat complet est obtenu, avec
deux ou trois évacuations copieuses dans l'espace
de deux ou trois heures, et dans ce cas le bien-être
qui s'ensuit est autrement satisfaisant qu'après une
petite purgation. On dirait vraiment que le tube diges-

tif, agissant de la manière la plus consciente, choisit la quantité exactement nécessaire pour son complet déblaiement, et rejette vivement par en bas la partie excédente, qui pourrait être nuisible.

Il se produit précisément dans l'organisme animal le même phénomène que l'homme provoque avec une chasse d'égout. Si on ne dispose que d'un courant d'eau trop faible, on ne réussit qu'à développer plus intenses et plus abondantes les odeurs infectantes dans la ville, par la mobilisation des matières putrides et le curage et la désinfection voulues ne sont pas obtenus.

Ah ! si nos collègues les pharmaciens parvenaient à réaliser le *cito, tuto et jucunde* d'une purge abondante assez active et agréable, ils nous rendraient le plus signalé des services ; car c'est presque uniquement dans le désagrément, dans la répulsion pour l'ingestion de la purge, que se trouve le plus grand obstacle à l'exécution du plan que je me suis tracé.

Il est bon de savoir à ce propos que pour obtenir le résultat voulu plus prompt, plus complet et plus efficace, il faut que la dilution du purgatif soit assez grande, et que l'ingestion en soit faite en très peu de temps. Dans ces conditions, la purge agit brusquement par sa valeur intrinsèque, en même temps que par sa masse. Car elle doit parcourir rapidement tout le tube digestif, entraînant avec elle les matériaux décomposés et décomposables sans livrer à l'endosmose dans les tissus, une trop grande dose de son principe actif qui exciterait la soif et irriterait plus ou moins le filtre rénal. La preuve en est lorsque j'avale toute une bouteille d'eau de Janos, l'évacuation est prompte et complète (2 heures environ), sans nécessiter aucune boisson complémentaire, et je n'éprouve pas de la soif. Par contre, comme je l'ai essayé maintes fois, si je prends une demi-bouteille d'eau de Rubinat, ou autre eau pareillement concentrée, l'effet est aussi rapide, mais la soif qui s'ensuit reste désagréable et tenace.

La préoccupation de la quantité si grande et du goût assez désagréable du purgatif m'avait fait chercher le moyen d'éluder partiellement ces inconvénients. Dans ce but, et aussi comme exercice de volonté, je me suis imposé l'habitude de l'introduction du tube de Faucher. Vous savez combien est difficile le début de cet entrainement. J'y suis arrivé quand même, et, fort de cet avantage, j'introduisais d'un seul trait toute une bouteille d'eau de Janos légèrement chauffée. Puis comme les premières fois, j'éprouvais quand même au retrait du tube le mauvais goût des dernières gouttes du liquide salé; par la suite, j'avais paré à cet inconvénient en versant dans l'entonnoir, après l'eau purgative, un demi-verre de jus de pruneaux, terminant ainsi une désagréable opération par une espèce de gourmandise.

Pendant mes cures, je n'interromps jamais mes occupations habituelles. Aussi suis-je obligé de ne me purger que le soir, après ma rentrée. Mais l'effet

cherché est, comme je l'ai dit, si prompt que je ne
suis nullement dérangé de la nuit, et me sens
plus apte le lendemain à répondre de bonne heure
aux dures exigences de notre vie de médecin praticien.

Je dis que lorsque la purgation parvient à exercer
une action complète, disparaissent le mal de tête et
toutes les sensations qui caractérisent la faim.

Presque tous les malades sont étonnés de n'avoir
pas faim le premier jour et encore moins les jours
suivants. Ce fait paraît étrange et en contradiction
avec nos connaissances scientifiques actuelles. En
effet, la physiologie nous a toujours enseigné que
la faim est l'ensemble des sensations qui avertissent
l'homme et les animaux de la nécessité de réparer
les pertes de l'organisme, et les poussent à introduire
dans le tube digestif les matériaux nécessaires à
cette réparation. Si cette définition était exacte, la
faim devrait augmenter après une purgation, qui
fait évacuer tout le contenu gastro-intestinal. Or,
c'est précisément le contraire qui se manifeste, et
s'affirme encore plus après la répétition de la purge.
Il me paraît logique d'en déduire que les phénomènes
qui constituent la faim, disparaissant après la purgation, sont incontestablement déterminés par les principes que cette purgation a fait éliminer. Donc la
faim n'est que le cri de l'organisme gêné par l'intoxication et l'infection, qui ont leur siège dans le sys-

tème digestif et non pas l'expression du besoin de réparer les pertes de cet organisme.

A cette interprétation de la faim, on peut aisément m'objecter qu'elle est erronée, comme le prouve le fait banal que cette sensation disparaît précisément après l'ingestion des aliments. Cela est absolument vrai et constitue une preuve de plus en faveur de ma thèse. Voici ce qui se passe très vraisemblablement. Au moment de la faim, le système digestif est différemment impressionné par une quantité de déchets plus ou moins toxiques, mais en quantité modérée. compatible avec le fonctionnement physiologique de l'organisme. Le premier effet de l'aliment arrivant dans le tube digestif est, certes, d'absorber, de neutraliser les produits de mauvaise fermentation et de préparer ainsi la masse pour les évacuations prochaines. Jusqu'à ce moment l'aliment agit dans le même sens, dans le même but si vous voulez, que la purge, mais de manière douce, agréable. Il désintoxique suffisamment la canalisation gastro-intestinale pour permettre à la sécrétion des sucs digestifs de réaliser utilement la deuxième partie du rôle des aliments, c'est-à-dire fournir aux tissus les éléments réparateurs des cellules en destruction. Donc l'aliment a deux fonctions successives bien distinctes à remplir : la première, la plus pressante, absorber l'excédent des poisons du tube digestif et l'entraîner au dehors, c'est celle qui éteint la faim ; l'autre, moins urgente, mais non moins utile, que jusqu'à ce jour on croyait unique : fournir les éléments réparateurs. Cette conception de la double fonction de l'aliment nous permet de comprendre combien réellement résistante est la vitalité de l'organisme au point de vue de la simple usure des éléments indispensables à l'existence[1], tandis que cette vitalité se trouve très rapidement et fatalement influencée par les intoxications. D'où l'importance capitale de la désintoxication précoce comparée au besoin réel, mais non immédiat, de pourvoir au remplacement des éléments en déchéance.

Il y a donc équivalence au moins temporaire entre l'action de la purge et l'action de l'aliment : l'un et l'autre jouent avant tout un rôle de défense de l'organisme ; l'un et l'autre remédient dans certaines limites aux manifestations immédiates de l'intoxication débutante ; et, paradoxe apparent, l'un et l'autre en certaines circonstances, peuvent se remplacer.

C'est ainsi que, lorsque la privation d'aliment dispose à la maladie par stagnation et fermentation pathogène du contenu intestinal non évacué, la purgation se trouve tout indiquée pour parer aux dangers qui en résulteraient.

---

[1] La physiologie de Yeos nous apprend qu'en cas de mort par inanition les destructions des différents tissus se présentent dans les proportions suivantes : graisse, 97 p. 100 ; rate, 63 p. 100 ; foie, 56 p. 100 ; muscles, 30 p. 100 ; sang, 17 p. 100 ; centres nerveux, 0 p. 100.

Et de même, en certains cas, non fréquents il est vrai, lorsqu'on éprouve des malaises par embarras gastro-intestinal, qu'une évacuation ferait facilement disparaître, si on ne peut pas se purger, au lieu de laisser libres et plus pullulantes les fermentations intestinales, il est préférable de faire un repas surtout d'aliments végétaux bien cuits, qui engloberont et neutraliseront les intoxications, et disposeront l'organisme à une plus prompte évacuation.

Vous avez souvent la preuve de cette action désintoxicante de l'aliment dans la disparition rapide des phénomènes d'embarras gastrique après un bon diner, surtout si on a eu la chance qu'il ait été suivi d'une prochaine évacuation alvine.

Cette affirmation va probablement provoquer de la surprise et être vivement contestée. Mais observez bien ce fait, et vous ne serez pas éloignés d'en constater fréquemment l'absolue exactitude ; ce qui vous prouvera une fois de plus la double fonction de l'aliment, et vous fera comprendre les inconvénients souvent incontestables et de longue durée de l'alimentation régulièrement trop restreinte, sans désinfection et sans repos de l'intestin.

Guidé par ces idées que les faits ont confirmées de plus en plus, j'établis ainsi les règles sommaires de cette cure de rénovation. Après l'examen général du sujet, aussi complet que cela est possible dans une clientèle non hospitalière, et avec les modestes

moyens d'un praticien, je note le poids du corps et
la pression artérielle; je fais l'analyse du sang au
point de vue du nombre et de l'intensité hémoglobinique des globules rouges, du nombre et des rapports respectifs des globules blancs, j'ajoute l'analyse
des urines et quelquefois la recherche quantitative et
bactériologique des fèces. Après avoir ainsi fixé l'état
du sujet avant la cure, étude que quelquefois je répète
jusqu'au retour à la vie normale, je formule ma
prescription dans les termes suivants : 1° pendant 2,
3 ou 4 jours prendre tous les jours une bouteille d'eau
de Janos chauffée, ou bien 40 ou 50 grammes d'huile
de ricin suivis de près d'un litre de tisane : 2° s'abstenir pendant ce délai de quelqu'aliment que ce soit ;
3° boire à volonté eau d'Evian, eau bouillie, ou tisane
quelconque. J'ai eu soin jusqu'à présent de ne point
ajouter de médicaments qui auraient pu être des
adjuvants utiles. Je l'ai fait pour éviter toute contes-
tation sur la valeur thérapeutique de la cure.

Il est rare que les personnes traitées ne puissent
pas endurer très facilement cette cure pendant trois
jours et même davantage, surtout si elles ont soin
de prendre chaudes les boissons et les purgations.
Les résultats sont presque toujours très satisfaisants.
Il est exceptionnel qu'il n'y ait pas une grande amélioration. Je n'ai jamais constaté d'aggravation.

Dans une autre communication, je me réserve de
vous donner un compte rendu plus détaillé de ces
études au point de vue histo-bactériologique. Mais

dès à présent, je tiens à vous dire sommairement quelques résultats qui, certes, vous étonneront. Je ne parlerai pas de la diminution progressive du poids et de l'abaissement de la pression artérielle, non plus que de la diminution, presque de la disparition, de la flore bactérienne intestinale, comme l'avaient déjà constaté les docteurs Gilbert et Carnot. Ce sont des résultats que la moindre réflexion peut prévoir. Mais ce qui contraste avec les *a priori* auxquels nous sommes habitués, c'est que, grâce à la purgation de chaque jour, au moins dans les trois ou quatre premiers jours, le nombre des globules rouges augmente dépassant souvent la normale. Il en est de même des globules blancs. Pour les globules rouges, on voit s'élever le taux de l'hémoglobine et pour les blancs on constate l'accroissement surtout des formes jeunes, des mononucléaires, qui constituent les éléments plus caractéristiques de la rénovation, comme le taux de l'hémoglobine représente l'intensité de la vie cellulaire.

L'application de cette cure de rénovation ne va pas sans rencontrer des difficultés et présenter quelques inconvénients en vérité peu importants.

Le premier et le plus grand obstacle qu'on aura à surmonter pour la vulgariser, dans la pratique courante, réside dans le fait qu'elle se trouve en opposition trop choquante avec l'habitude, la gourmandise, et surtout les préjugés officiels et populaires, qui font croire à un danger, à une atteinte grave à la santé, si on ne répare pas journellement par une alimentation régulière les pertes de l'organisme — comme si cet organisme ne fût capable de vivre qu'au jour le jour ! Cependant quantité de faits, et surtout ce qui se passe dans les maladies aiguës graves, démontrent aisément l'erreur de cette assertion, et prouvent de la façon la plus irrécusable que la nature a su accumuler dans nos tissus assez de réserves pour assurer notre existence pendant des semaines.

Un autre obstacle à l'application et à la prolongation suffisante de la cure consiste dans la sensation *faussement nommée faiblesse* dont se plaignent les malades. Cette sensation, très légère chez les bien portants, est d'autant plus accusée que la maladie pour laquelle on fait la cure a été plus grave. Naturellement, le malade peureux et simpliste attribue à la purgation répétée le malaise qu'il éprouve. Or rien n'est plus inexact.

Comme j'aime faire comprendre le mieux possible à mes malades les raisons qui me font agir, j'ai l'habitude d'expliquer cette sensation qu'ils n'éprouvaient pas avant le jeûne par cette comparaison. Supposez, leur dis-je, que vous vous soyez enivré, et que dans cet état vous soyez tombé en vous contusionnant. Durant votre ivresse vous ne sentirez pas vos blessures. Ce n'est que le lendemain seulement, après la disparition de l'intoxication alcoolique, que vous

vous en rendrez compte et que vous vous en plaindrez. Dans les maladies, c'est précisément le même phénomène qui se produit. L'intoxication majeure qui constitue la maladie empêche de sentir l'intoxication mineure, qu'improprement nous appelons faiblesse : *ubi major, minor cessat*. Et ce n'est que lorsque la gravité du mal a disparu que le malade commence à se plaindre de sa faiblesse, qui n'est que son intoxication plus légère. Vous ne voudriez pourtant pas attribuer à nos traitements la faiblesse que ressentent nos patients à la fin de leur maladie ! Ce raisonnement les persuade sur le moment. Mais souvent, il ne leur infuse pas assez de volonté pour poursuivre leur cure aussi rapidement et énergiquement qu'il serait nécessaire pour l'obtention d'une prompte et solide guérison.

Je peux vous citer dans cet ordre d'idées le cas d'un de mes malades qui m'a fort révolté. C'est un vieil ami très neurasthénique, toujours mécontent, qui souffrait depuis un certain temps de névralgies rebelles et variées, surtout à l'hypocondre droit. L'examen le plus soigné n'avait pas révélé la moindre trace de lésion organique sérieuse. Seul, l'état de la langue, qui était très sèche et très rouge, m'inquiétait. Les traitements antispasmodiques, calmants et révulsifs n'avaient pas donné de résultats satisfaisants. Comme d'autre part, l'hygiène alimentaire du malade laissait à désirer, ainsi que je le note dans l'observation XVI qui a trait au même malade, je me persuadais de plus en plus que le simple repos alimentaire et le balayage répété du tube digestif pourraient davantage que tout autre traitement contre ses névralgies. A force d'insistance, je le décidai à se soumettre à la cure conseillée. A ce moment, il venait de passer des jours et des nuits d'insomnie dans des souffrances presque continuelles et dans le plus grand énervement, retentissant très péniblement sur son entourage. La nuit qui suivit le début de la cure, le malade put reposer, et deux jours après, il n'avait plus de douleurs. La langue était redevenue humide. Il pouvait quitter le lit et vaquer un peu à ses occupations. Cette amélioration si évidente ne l'a pas empêché d'accuser une grande faiblesse qu'il attribua avec insistance, malgré mes explications, aux purges répétées. En présence de tant d'injustice, je ne dis pas envers le médecin mais à l'égard du traitement, je n'ai plus voulu lui continuer mes soins, et l'ai encouragé à partir dans le Midi ; ce qu'il put faire dans de bonnes conditions [1].

Pendant la durée de privation des aliments, le plus souvent le premier jour seulement, on peut éprouver un certain malaise, comparable à celui qui

[1] Au moment de corriger les épreuves j'apprends qu'il vient de mourir. Il ne m'avait donné aucune nouvelle de lui depuis son départ de Paris. Mais un mois après, probablement comme défi il m'avait envoyé deux menus de son Hôtel, généreusement composés, sur l'un desquels il avait écrit : *Voilà comme je mange*. Rien de plus. Quinze jours plus tard, il mourait rapidement. Quelle horrible leçon !

11.

précède le mal de mer. Mais cet état est de beaucoup plus léger et beaucoup moins fréquent que celui que nous endurons dans les longues traversées.

Il se produit un fait étrange, c'est que le premier jour de cure est habituellement le plus désagréable. Elle est, par contre, très aisément supportée le deuxième et quelquefois les suivants, si elle n'est pas trop prolongée, et si on a le soin de ne pas trop se fatiguer, et d'éviter les refroidissements, et si on a la chance de réaliser la purgation abondante. Je ne saurais trouver l'explication de cette constatation paradoxale qu'en me reportant à la comparaison que j'ai faite de l'organisme à une ville fortifiée. Si une attaque de l'ennemi l'obligeait à fermer ses portes, les habitants, ne pouvant plus recevoir les denrées alimentaires du dehors, seraient obligés de s'adresser aux magasins de réserve. Il est très probable que les premiers temps, il y aurait un service imparfait, et beaucoup de mécontentement à cause de la confusion inévitable, et de l'ignorance relative des acheteurs et des employés d'approvisionnement. Mais l'habitude atténuerait assez vite ces inconvénients, tant que les provisions ne menaceraient pas de faire défaut.

Il doit en être de même dans l'organisme animal, lorsqu'on l'oblige à faire sa vie sur ses propres réserves. Les éléments cellulaires, chargés des fonctions de nutrition, doivent forcément éprouver, aux premiers moments, un grand désarroi, et immanquablement les autres fonctions peuvent en subir le contre-coup. Mais. ici aussi, il n'y a pas de doute. ces inconvénients doivent disparaître assez tôt par la force de l'habitude nouvelle, rapidement contractée.

Dans la période de jeûne, les mouvements musculaires sont plus vite suivis de fatigue — non douloureuse — qui nous dispose à prendre plus souvent du délassement dans la position horizontale, et quelquefois entraîne quelques minutes de paisible sommeil. Mais ces malaises disparaissent très vite, remplacés par une sensation de réel bien-être.

Pendant cette cure de privation, on est plus sensible au froid, inconvénient facile à éviter en se couvrant bien, en buvant des infusions chaudes et en ne restant pas trop longtemps exposé aux fatigues et aux dangers des basses températures. D'où une bonne précaution, qui n'est pas à négliger lorsqu'on a le choix du temps pour faire sa cure : la faire pendant la saison chaude.

Enfin, lorsque la purgation n'a pas été suivie d'effet prompt et complet, il est possible qu'on ait à souffrir de mal de tête et de courbature. Dans ce cas, un peu de salicylate de soude et d'abondantes boissons chaudes suffisent ordinairement pour vaincre ces manifestations désagréables. Au pis aller, on en est quitte pour interrompre le jeûne, et pour le recommencer quelques jours après.

Voilà les inconvénients possibles, presque jamais plus grands, de cette cure. feriez-vous le jeûne scientifique pendant 5 ou 6 jours comme je l'ai pratiqué moi-même. Comme vous le voyez, ils sont beaucoup moins importants et pénibles que ceux qu'on endure pendant une traversée d'au moins deux ou trois jours. Cependant je ne crois pas qu'il y ait beaucoup de personnes qui se refusent à faire une traversée, qu'elle soit dictée par des affaires ou par des plaisirs; tandis que, dans notre cas, les petits inconvénients du traitement ont une portée autrement puissante au bénéfice de notre santé.

Passons maintenant aux avantages incomparables qui résultent de la cure que nous proposons.

1° Disparition de la souffrance *réelle*, non *cérébrale*, non *d'habitude*, de la faim. Je dis réelle et non cérébrale, parce que souvent on croit avoir faim non parce qu'on éprouve réellement les sensations attribuées à la faim, mais parce que la pensée de n'avoir pas mangé, ou la vue de ceux qui mangent à l'heure des repas, vous suggèrent le désir de prendre des aliments.

2° Diminution, dans des proportions inimaginables, des bactéries intestinales, donc désinfection idéale du tube digestif.

3° Atténuation très grande de la soif. Il paraîtrait à première vue qu'en se purgeant, et en ne mangeant pas, on devrait éprouver plus vivement le besoin de boire. C'est tout le contraire qui se produit. On ne boit, en effet, guère que la moitié de ce qu'on boirait si on s'alimentait normalement, à la condition toutefois qu'on ait pris une purgation non concentrée.

En réfléchissant à cette apparente contradiction, je m'en suis fait l'opinion suivante, dont vous pourrez juger le bien fondé. Les liquides que nous buvons, et dont le besoin constitue la soif, nous sont nécessaires pour modifier la cryoscopie de nos humeurs intoxiquées afin de provoquer, assurer, accélérer le mouvement osmotique, grâce auquel nous éliminons les produits toxiques de l'organisme. Nous savons qu'une grande partie de ces intoxications proviennent des fermentations intestinales. Or, comme par la purgation répétée et par le jeûne nous supprimons cette source d'intoxication, il devient tout naturel que le besoin des liquides évacuateurs diminue proportionnellement. C'est ce que les faits ont démontré, comme le prouve également la grande diminution des urines, qui ne sont plus guère, en ce cas, que les vecteurs de l'élimination des intoxications endogènes par combustion et altération cellulaire.

4° Même en plein été, suppression ou très grande atténuation de la sueur qui, toujours désagréable, peut encore provoquer des états morbides souvent très pénibles. Je peux vous citer une observation bien probante.

L'année dernière, j'ai voulu, comme expérience, revenir de Tanger à Paris en état de jeûne complet. Dans ce but, j'ai fait mon dernier repas avant le jeûne, le jeudi soir, 27 juin 1907, et je n'ai remangé que le mardi 2 juillet à midi (112 heures). Dans cet intervalle, j'ai pris deux purgations (limonade purgative), la première à Tanger, dans la nuit de jeudi à vendredi (le départ eut lieu le vendredi à midi), la seconde samedi soir à Madrid. J'ai bu, en tout quatre tasses de thé, quatre citronnades, deux cafés et une bouteille d'eau. Il est à considérer que j'ai traversé en cette saison si chaude, du sud au nord, toutes les contrées torrides et déboisées de l'Espagne. Je n'ai éprouvé qu'une sensation infime de soif, sans la moindre indisposition de chaleur, de sueur, ou de faim. Je suis arrivé à Paris si bien portant qu'immédiatement, après avoir pris un bain, j'ai pu repartir très aisément pour répondre aux besoins de ma clientèle et rester jusqu'à midi sans m'accorder la moindre satisfaction alimentaire.

Du reste, les observations II, III, VI et VII sont la démonstration la plus frappante de l'action de la cure de privation sur la production de la sueur.

5° Sommeil diminué, réglé, mais très réparateur, suivi de réveil facile avec activité plus intense de la pensée.

6° Régularisation du pouls et diminution de la pression sanguine avec augmentation du taux hémoglobinique parallèle à l'augmentation des globules rouges et surtout des leucocytes, par conséquent hématose et phagocytose plus parfaites.

7° Réduction de l'aire des principaux viscères, surtout cardiaques et hépatiques avec aisance plus grande de l'expansion pulmonaire.

8° Décroissance progressive du poids corporel de près d'un kilogramme par jour, décroissance qu'on peut régler à volonté en répétant, en prolongeant les périodes de cure toujours sans aucun danger. Cette modification favorable diminue l'effort du cœur et permet le jeu plus aisé des organes.

9° Disparition des endolorissements des jointures, des courbatures musculaires, de la gêne de la respiration, de la paresse à toute sorte d'activité. Comme conséquence, une souplesse des mouvements et une légèreté de la personne comme dans les meilleures années de la vie, si les périodes de cure ont été suffisamment répétées, et si elles ont déterminé l'amaigrissement nécessaire.

Comme vous le voyez, les avantages de cette pratique médicale sont sans comparaison supérieurs à ses petits inconvénients. Au point de vue de l'utilité et de l'étendue de son application dans la lutte pour la conservation et pour le rétablissement de la santé, elle n'a de comparable que le repos, élément capital de presque tous les traitements. Mais elle en est beaucoup plus efficace, et sans comparaison plus rapide dans ses effets.

De ce bilan, nous pouvons déjà déduire quelques applications biologiques et pathologiques que je ne crois pas sans intérêt.

D'abord, la cure ainsi pratiquée se trouve tout indiquée comme médication capitale ou au moins complémentaire dans toutes les maladies de nutrition retardante de Bouchard. Nous avons vu qu'un des premiers et des plus certains effets est celui de rendre les mouvements plus souples, plus énergiques. Le rhumatisme et la goutte doivent se trouver, par conséquent, des premiers tributaires de ce traitement, ainsi que le diabète, les albuminuries surtout d'origine cardiaque et hépatique, et presque toutes les manifestations congestives de nature arthritique. Je suis heureux de pouvoir apporter dès à présent quelques observations relatives à ce groupe de maladies.

OBSERVATIONS I, II, III, IV, V. — Ces cinq observations ont déjà été publiées dans le chapitre de ce livre consacré à la cure du diabète (page 3). Le lecteur voudra bien s'y reporter.

Toutefois, j'attirerai plus particulièrement son attention sur la première observation, dans laquelle le succès obtenu équivaut à une véritable expérience de laboratoire. Il attestait que l'amaigrissement scientifique devait toujours entraîner la guérison des diabétiques.

Quant aux quatre autres observations, à des titres différents elles corroborent la première et montrent la diversité d'action de la cure de désintoxication.

OBSERVATION VI. — Comme observation de maladies congestives de nature arthritique, je vous citerai d'abord celle de Mme W. Depuis plusieurs années, dès que cesse le beau temps d'été, elle est prise très souvent de crises de toux fort pénibles avec suffocation qui l'empêchent même de garder la position horizontale dans le lit. Elle a, en outre, une transpiration froide très abondante qui l'oblige à changer plusieurs fois de linge. Il n'y a ni albumine, ni sucre dans ses urines. La fièvre n'existe que rarement. Dans ses meilleurs moments, on peut reconnaître de l'emphysème aux deux sommets. Pendant les crises interminables, on trouve de la congestion pulmonaire généralisée au point de ne plus rencontrer dix centimètres d'espace complètement normal.

Il y a deux mois, en présence d'une crise assez angoissante et tenace, je me décidais à engager la malade à la cure de privation. Le mieux se manifesta immédiatement : suppression de la transpiration, atténuation considérable de la toux, disparition de la suffocation. J'ai conseillé la répétition de la cure plusieurs fois en l'espaçant de plus en plus. Depuis ce moment Mme W. vaque à ses affaires. Elle se sent mieux portante qu'elle ne l'était depuis plusieurs années.

OBSERVATION VII. — Mme M. fut atteinte l'année dernière d'hémorragies graves par fibrome, de sciatique très douloureuse et rebelle, accompagnées de transpirations abondantes et persistantes. La densité de ses urines était très faible (105 environ). Par l'électricité, méthode Apostoli, je vins à bout des hémorragies et de la sciatique. Mais, malgré le régime lacté d'abord, lacto-végétarien ensuite, les transpirations ne cessèrent jamais complètement, et la malade ne reprit jamais totalement ses forces.

Depuis quelque temps, les transpirations étaient beaucoup plus abondantes, et la prostration des forces avait augmenté. J'ai pensé que dans ce cas la désintoxication précipitée pourrait donner de bons résultats. Je proposai donc cette cure à ma malade. Elle en retira très peu d'amélioration la première fois. Mais la fois suivante, elle se sentit si bien qu'elle ne pouvait y croire. Elle me disait tout dernièrement qu'elle se croyait redevenue jeune. Elle ne transpire plus, elle monte et descend les étages avec la plus grande agilité, ce qu'elle ne pouvait faire que très péniblement avant la cure.

OBSERVATION VIII. — M. L., âgé de 40 ans. environ. obèse et poussif depuis plusieurs années à la suite de nombreuses atteintes d'influenza qui se sont compliquées de congestion pulmonaire et de rhumatisme. Il y a deux mois, il se sentait très oppressé, avait une toux intense et des transpirations froides aux moindres mouvements. A l'auscultation on constatait une respiration très obscure, voilée de haut en bas par de nombreux râles de toutes sortes. Il n'y avait pas de fièvre. Je le soumis par intervalle à la cure d'amaigrissement rapide qui lui fit perdre 16 livres en quarante jours. Dès la fin de la première période de trois jours, il se sentait déjà très bien ; plus d'essoufflement, plus de transpiration, légèreté des mouvements. L'amélioration s'est continuée rapidement. Le malade en est on ne peut plus heureux.

OBSERVATION IX. — Mᵐᵉ D., de Courbevoie, 49 ans. Ménopause à 44 ans, coïncidant avec état très grave diagnostiqué anémie cérébrale (?), caractérisé par forts maux de tête, vertiges, diarrhée, fatigue cérébrale ; affection qui a fait garder le lit pendant un mois, et qui a disparu à peu près complètement, seulement un an plus tard, en coïncidence d'un embonpoint prononcé. Depuis trois ans, bruits très pénibles dans la tête comme les coups d'une horloge, digestions difficiles avec ventre tendu et abondance de gaz, toux persistante avec essoufflement surtout le soir, eczéma ancien à la taille ; fatigue au travail ; très grande difficulté à la lecture.

Je vois la malade, pour la première fois, le 11 décembre
dernier. Elle me confirme toutes les manifestations précédentes qu'elle sent s'aggraver de jour en jour. Je constate des râles disséminés, sibilants et humides, dans toute
la poitrine, la face un peu congestionnée. Les urines, de
la densité de 1028 pour un litre dans les 24 heures, contiennent 22 grammes de sels minéraux avec 14 grammes
de chlorures et 0,12 d'albumine, les autres éléments à peu
près normaux. Je soumets la malade à la cure de privations. Après la 1re période, les étouffements et la toux
étaient déjà disparus. Le 19 janvier, il n'y avait plus de
maux de tête, plus de bruits, plus d'albumine, plus d'eczéma, plus de fatigue aux yeux. Elle pouvait s'occuper
tout à son aise de ses affaires. Dans tout cet intervalle,
c'est-à-dire un mois et demi, elle a pratiqué quatre fois la
cure en prenant treize purgations, et restant en tout qua-
torze jours complètement privée d'aliments. Mais elle s'est
guérie.

OBSERVATION X. — Mon excellent ami, M. de L., grand
fumeur, gros mangeur, ouvrier de la pensée, infatigable
et génial, se faisait à la suite d'un brusque mouvement
une légère entorse du genou droit. Il ne s'en préoccupa
pas comme il l'aurait fallu, et continua sa vie habituelle
pendant deux mois, tout en souffrant et boitant légèrement, malgré les pointes de feu, l'application de la tein-
ture d'iode, les massages avec compression. A la fin, il
se décida à prendre un peu de repos, et alla faire une cure
à Aix-les-Bains. Il s'en trouva amélioré, mais pas guéri.
Après quelques jours de vie parisienne et d'occupation
active, la souffrance du genou s'accentua au point de gêner
fortement la marche. C'est dans ces conditions que je lui
proposai le jeûne avec purgation répétée. Après deux
jours seulement, il se trouva très soulagé, et il en fut doublement heureux parce qu'il éprouva en même temps une

amélioration de son application intellectuelle qui deve-
nait moins féconde sous l'influence de son embonpoint
et de ses souffrances. Il paraissait bien décidé à répéter
la cure autant de fois qu'il le faudrait pour se débarrasser
complètement de son mal. Malheureusement jusqu'à présent, il n'a pas suffisamment souffert pour exécuter ce pro-
gramme.

OBSERVATIONS XI. — Son ami, M. de W., un de nos lit-
térateurs les plus appréciés, est atteint depuis bien longtemps de très pénibles et interminables accès de dyspnée,
qui pendant des semaines entières lui rendent la vie bien
malheureuse, surtout la nuit. Il était dans ces tristes conditions depuis trois semaines et on ne pouvait escompter
une prochaine guérison lorsque j'ai eu l'occasion de m'occuper de sa santé. Comme j'avais déjà constaté autrefois
l'effet particulièrement efficace du traitement de réduction rapide dans les affections congestives du système respiratoire, je ne tardais pas à lui proposer ma cure, en lui
affirmant avec la plus profonde conviction que ses malaises,
ses angoisses, prendraient certainement fin dès le premier
ou deuxième jour de traitement. Il a préféré attendre,
s'insurgeant, lui, fin gourmet, contre cette privation
totale de nourriture pendant trois jours, craignant la
grande faiblesse qui en résulterait. Mais la gêne respiratoire persistant plus que jamais, malgré les traitements
habituels, il se décida enfin à suivre mes conseils. La congestion pulmonaire et la dyspnée correspondante s'amen-
dèrent très promptement, dès les premiers jours. L'amélioration fut si satisfaisante que le malade, trois jours
après, répéta la cure.

J'avais insisté pour qu'il ne s'arrêtât pas à ce premier
succès s'il voulait que la guérison fût durable, et je l'avais
engagé à répéter la cure de temps en temps jusqu'à ce
qu'il perde au moins 6 à 7 kilos de son poids. Mais il ne

l'a pas fait, et j'ai su dernièrement qu'il souffre de nouveau d'un peu de dyspnée.

Cette observation et la précédente, ajoutées à beaucoup d'autres, sont une preuve de plus des grandes difficultés qu'on rencontre dans la pratique médicale, même lorsqu'on a affaire aux esprits les plus élevés. L'habitude, l'insouciance et les préjugés dominent tellement la mentalité humaine qu'ils empêchent l'utilisation en temps de tous les moyens efficaces non seulement contre la maladie, mais plus encore pour la préservation de la santé et la prolongation de la vie.

Toutes les maladies par infection intestinale se trouveront aussi tributaires de la cure de réduction. Pour mon compte, depuis que je l'applique à mes malades, même sans sévérité, je n'ai jamais rencontré de diarrhée ni de vomissements, qui aient résisté, lorsque ces affections ne sont pas sous la dépendance de faits graves, comme tumeurs, tuberculose, lésions cérébrales, etc. Depuis bien longtemps je ne pratique pas d'autres traitements dans ces cas. Je m'en sers même comme moyen de diagnostic.

Comme cas plus particulièrement démonstratifs dans ces affections, je désire vous citer les suivants :

OBSERVATION XII. — Mme de L., malade des plus intelligentes, était atteinte depuis de nombreuses années de gastro-entérite avec abondante production muco-membraneuse, compliquée de troubles nerveux ; au cœur on notait des souffles extra-cardiaques très forts, et si persistants qu'on doutait qu'ils ne fussent organiques. Cet état, si embarrassant et si rebelle, malgré tous les traitements, fut constaté par plusieurs collègues, entre autres par un de nos plus sympathiques médecins des hôpitaux.

Il y a quelques mois, comme je parlais à cette malade des expériences que je faisais surtout sur moi, et lui exprimais ma conviction de l'avantage qu'elle retirerait certainement, pour sa santé, de la cure de désinfection de l'intestin et de la désintoxication de l'organisme, elle accepta aussitôt de s'y soumettre. Le résultat a dépassé de beaucoup ses espérances. Voici ce qu'elle m'écrivait ces jours derniers.

« Cher docteur, je ne sais vraiment comment vous remercier pour la cure que vous m'avez conseillée. J'ai obtenu des résultats vraiment remarquables. Plus de douleurs d'estomac, plus de brûlures. Je digère tout. Mon cœur s'en ressent aussi. Jamais il n'a été aussi vaillant. Et quel plaisir de se sentir jeune, lucide, et avoir un teint très beau !

. . . .

Je compte refaire encore mes trois jours avant mon départ pour le Midi.

OBSERVATION XIII. — M. K., d'Enghien. Je soigne ce malade depuis bien longtemps. Je l'avais vu la première fois, il y a six ans. Il avait de la diarrhée et de l'ictère avec dilatation du réseau veineux abdominal superficiel. Il présentait en outre de l'ascite et de l'œdème des extrémités inférieures. Enfin quand la tension des parois abdominales cessa je pus reconnaître une hypertrophie hépatique. En passant, il n'est pas inutile d'ajouter que notre malade, commissionnaire en vins, sollicité par sa profession et son goût personnel, était un fort buveur. En présence de sa situation grave, que je ne lui ai pas laissé ignorer, il se résigna très longtemps au régime lacté. Petit à petit, il avait pu se remettre et il se portait, depuis, médiocrement bien, souffrant de temps en temps de très faciles indigestions, provoquées, malgré mes conseils, par des écarts de régime.

Enfin, ces temps derniers, son état avait empiré, il avait maigri d'en haut et *engraissé* d'en bas. Les vertiges, les douleurs d'estomac, les nausées, la tension abdominale, la diarrhée et les œdèmes avaient fait leur apparition.

C'est dans ces conditions que, au lieu de le remettre simplement au lait, qui aurait pu nous donner encore des résultats satisfaisants, mais lents, je l'ai décidé à faire la cure de désintoxication rapide. Dès la fin de la première période presque tous les malaises précédents avaient disparu. A la suite je lui ai permis de un à deux litres de lait écrémé pendant quatre jours, avec recommandation de répéter plusieurs périodes de cure absolue, espacées par une alimentation lacto-végétarienne sobrement prise. Aujourd'hui, après trois semaines de traitement, il va aussi bien que possible malgré les conditions défavorables de ses organes de la nutrition.

OBSERVATION XIV. — M. M., marche toujours très courbé à cause de douleurs constantes aux épaules et aux reins. Ces douleurs s'étendent quelquefois à tout le corps. Je l'ai vu malade au point de n'avoir plus la possibilité de monter dans son lit. Il fallait l'y porter avec les plus grands ménagements. Travailleur acharné, il avait le courage, malgré cette situation de torture, de se faire habiller et de partir quand même à sa besogne très dure de directeur d'une grande exploitation. Comme le précédent malade, il avait de l'ascite, de l'œdème, de la diarrhée, de la dilatation veineuse des parois abdominales et quelquefois des états congestifs broncho-pulmonaires très inquiétants. Le cœur présentait un souffle extra-cardiaque très prononcé et très persistant. Ce n'est guère que dans les cas de crises violentes qu'on parvenait à lui faire garder le lit. Avec le régime lacté sévèrement et longtemps pratiqué notre malade avait pu petit à petit rétablir modestement sa santé, et continuer quand même le dur exercice de sa profession.

L'été dernier, il ne s'était pas bien trouvé de sa saison thermale à la Bourboule, les douleurs avaient augmenté, et, peu à peu, il était retombé dans une situation aussi mauvaise que quelques années auparavant. Au lieu d'exiger un long repos et le régime lacté, j'ai pensé que la cure de privation le rétablirait plus rapidement et avec moins d'inconvénients. Je ne m'étais pas trompé. Sans interrompre un seul jour ses affaires, il a pu très vite améliorer sa santé au point de pouvoir vaquer même à ses occupations de nuit pendant les fêtes du nouvel an. Il montait avec aisance les cinq étages de son appartement, tandis qu'auparavant, il était obligé de s'arrêter à chaque palier et tout essoufflé de se cramponner à la rampe pour continuer son ascension.

Il est très probable que cette cure est utile comme adjuvant dans les affections oculaires à forme inflammatoire avec tension exagérée. A ce propos, permettez-moi de vous citer mon auto-observation. Elle n'est pas sans intérêt.

Observation XV. — Depuis quatre ans, malgré une hypermétropie de deux degrés corrigée par des verres correspondants, j'étais très chagriné de ne pouvoir supporter la lecture plus d'une dizaine de minutes. Au bout de ce court délai, une sensation de tension, de pesanteur et de chaleur douloureuse aux yeux avec brusque larmoiement, m'obligeait à suspendre précipitamment ma lecture, quitte à la reprendre cinq à dix minutes après, mais dans les mêmes conditions. Je ne vous dirai pas combien j'en souffrais moralement. Je m'adressai à des collègues, des plus distingués dans la spécialité, et leur exposai mes malheurs. Ils firent l'impossible, en cherchant toutes sortes de combinaisons de montures et de verres correcteurs. Mais rien ne réussissait ; je restais toujours dans l'impuissance à me livrer au moindre travail visuel un peu soutenu. Il est indispensable d'ajouter qu'à la suite de nombreuses atteintes d'influenza rebelles et profondes, mon application à l'étude était devenue difficile et relativement peu profitable depuis une dizaine d'années. Une aboulie invincible m'immobilisait toute mon énergie quand une forte obligation ne m'imposait pas l'accomplissement immédiat d'un acte. J'étais victime d'une véritable photophobie et j'éprouvais une sensible obsession à la pensée de devoir rédiger des écrits, que j'étais toujours obligé de refaire, particulièrement dans la première page, à cause de la difficulté morbide de lier les phrases entre elles et de la répétition trop fréquente de certains mots.

Mes amis ont eu malheureusement le contre-coup bien regrettable de cet état qui me désespérait tant, et contre lequel je ne pouvais sérieusement réagir. Je veux espérer que cet aveu, qu'on pourrait dire scientifique, me fera pardonner, par leur bienveillante amitié, mes nombreuses impolitesses apparentes. C'était une vraie maladie qui me tyrannisait, et à laquelle était venue s'ajouter plus tard, comme je le disais, l'impossibilité de soutenir quelque temps la lecture. Cela explique à mes collègues mon long silence dans nos sociétés. J'en étais profondément désolé ; et j'avais déjà presque fait mon deuil des satisfactions scientifiques qui ont toujours été la plus grande aspiration de ma vie.

Cette année, m'étant décidé à poursuivre plus profondément mes expériences sur le renouvellement des tissus pour en communiquer les principaux résultats, j'ai entrepris la cure trois fois dans l'espace d'un peu plus d'un mois. Aussi je fis descendre mon poids de 80 à 70 kilogrammes. Vous dire le bien-être que j'en ai retiré et la joie que j'en éprouve est impossible. Tous les malheurs de ma santé se sont évanouis dès que mon poids est descendu à la moyenne que j'avais au temps de ma plus intense activité.

Je travaille maintenant avec la plus grande facilité, avec la plus vive satisfaction et surtout avec le plus grand profit jusqu'à des heures très avancées de la nuit sans que la moindre souffrance oculaire ne m'oblige à abandonner la lecture. Je me sens rajeuni de quinze ans.

Pour compléter cette auto-observation, je tiens à vous dire que, à la suite de mes nombreuses influenzas, j'avais relativement engraissé (une dizaine de kilogrammes), et j'ajoute que l'analyse des urines souvent répétée n'a jamais révélé rien de particulier, à part une certaine déperdition de phosphates assez normale chez moi.

En revenant au point de vue ophtalmologique et en réfléchissant bien sur la symptomatologie, sur les circonstances de mon observation, et aussi sur celles qui font l'objet des observations III et IX, et sur un autre cas que je soigne en ce moment, je ne serais pas étonné qu'une cure sévèrement pratiquée et suffisamment répétée parvienne à donner les plus heureux résultats dans les formes congestives, même dans le glaucome, surtout à ses débuts. Je fais appel à la bienveillance de nos collègues ophtalmologistes pour qu'ils veuillent bien tenter cette expérience, qui, somme toute, ne peut être nuisible, et, qui, répétée convenablement, assurera au moins quelques avantages, si elle n'apporte pas le bonheur d'une guérison radicale.

OBSERVATION XVI. — En restant encore dans le champ de l'ophtalmologie, je crois devoir ajouter une observation qui peut ne pas être inutile. Ces derniers temps, j'ai aidé de mon assistance plutôt morale que matérielle un de mes amis qui subissait l'opération de la cataracte. Pendant la première journée, les suites se passèrent très bien. Mais le lendemain j'étais étonné de trouver notre malade assis sur le lit, prenant déjà un repas, ma foi assez substantiel. Je ne manquais pas de lui faire observer qu'il avait peut-être tort de s'alimenter trop tôt. Mais, comme c'est un homme très volontaire, très capricieux, et, malgré une belle intelligence, bardé d'étonnants préjugés, il me répondit qu'il se trouvait très faible, et qu'il se rendait compte mieux que personne qu'il avait besoin de manger... et il continua. Comme sa réponse était un peu vive et prétentieuse, et d'autre part, comme je n'avais la direction ni la responsabilité du traitement, je n'ai pas insisté et je suis parti. Le jour suivant, m'étant rencontré à la visite avec le médecin opérateur, j'apprenais que notre malade avait passé une nuit terrible dans le plus inquiétant délire, sous l'influence duquel il avait arraché tout le pansement. Mon confrère, à qui j'exprimai l'avis que ce dangereux événement avait été probablement occasionné par l'imprudence alimentaire du malade, me répondit de la manière la plus affirmative et décisive que cela dépendait uniquement du fait même de l'opération ; que ces accidents étaient bien connus dans la science, où ils sont catalogués comme délire spécial à l'opération de la cataracte. Sur cette explication, qui par le fait n'en était pas une, je me suis tu, quoique non convaincu, mais je suis resté plus que jamais persuadé que cette complication de l'opération n'est qu'une complication et une localisation nerveuse de l'intoxication d'origine intestinale. Nous pouvons donc et nous devons l'éviter. Comme mon client devra bientôt subir une opération identique à l'autre œil, je ne crains pas de prédire que le délire scientifique ne se répétera certainement pas, si le malade veut se soumettre à la cure de réduction.

Je pense que vous aussi, mes chers collègues, partagerez mon avis, et vous le partagerez encore plus lorsque vous aurez connaissance de cette autre observation, que je vais vous résumer, et qu'on pourrait considérer comme une expérience de laboratoire. Le fait est du domaine de l'otologie, mais il peut très bien se comparer au précédent.

OBSERVATION XVII. — Une dame très eczémateuse est atteinte depuis son jeune âge d'otite sèche double avec surdité relative. Un de nos plus distingués auristes se décide à tenter la mobilisation des osselets. A la suite de la première opération, une poussée eczémateuse violente se déclara dans toute l'oreille et compromit totalement le résultat opératoire. En présence de ce désastre, je conseillai à ma malade la cure préventive pendant trois jours avant la deuxième intervention. Cette fois, aucune complication n'est survenue.

J'ajouterai au sujet de cette dame que depuis qu'elle pratique de temps en temps la cure en question, son eczéma a pour ainsi dire disparu.

Voici deux autres observations très intéressantes

ressortissant aussi bien à la dermatologie qu'à la chirurgie.

OBSERVATION XVIII. — Dimanche dernier, 3 janvier, à onze heures du soir, Mme J. était victime d'une explosion de gaz et de benzine, qui lui occasionnait une brûlure excessivement douloureuse des deux avant-bras et de toute la face, comprises les oreilles, et de la partie antéro-inférieure du cuir chevelu. La brûlure avait été si complète que le lendemain la peau de toute la face était si tendue qu'on avait de la peine à se rendre compte si les globes oculaires étaient indemnes. Le côté droit de la face, l'oreille droite et les lèvres étaient couverts de phlyctènes. Il y avait un engorgement sous-maxillaire énorme du même côté. Cette malade, depuis trois ans, était très gravement atteinte d'affection hépatique, constatée par nos meilleurs médecins et chirurgiens. Elle avait pendant plusieurs mois, malgré une hygiène sévère, de l'ictère qui n'était pas sans nous inquiéter par sa persistance. Cet ictère dépendait de calculs biliaires pour lesquels la malade n'avait jamais voulu se laisser opérer. Outre cet état hépatique, ma cliente avait eu précédemment de l'eczéma rebelle et du rhumatisme. J'insiste sur tous ces incidents pathologiques pour que vous puissiez vous rendre compte de la légitimité des craintes graves qu'on aurait pu concevoir pour une brûlure aussi étendue survenue chez un sujet particulièrement prédisposé aux complications cutanées et gastro-hépatiques.

Comme traitement local, je n'ai fait qu'un pansement journalier au liniment oléo-calcaire stérilisé, mais, en même temps, j'ai insisté sur l'application rigoureuse de la cure de privation. En effet, lundi, mardi, mercredi, jeudi, j'ai, quotidiennement, fait prendre à la malade toute une bouteille d'eau de Janos, et, durant tout ce

12.

temps, elle n'a indroduit, dans son tube digestif que de la tisane et de l'eau. Jeudi, elle a bu un litre de lait écrémé; vendredi et samedi, la malade très encouragée s'est mise de son chef à la cure sévère.

Le lundi suivant, la malade pouvait reprendre toutes ses occupations. En une semaine donc, malgré les plus grandes prédispositions aux complications graves, cette vaste brûlure était guérie sans avoir éveillé la moindre inquiétude, avec la plus grande bénignité et avec une rapidité assez rare, même dans les cas les plus favorables.

Ce grave accident a été très heureux pour la malade, parce que cette expérience curative ayant considérablement amélioré les fonctions hépatiques, elle est bien décidée à la répéter autant qu'il le faudra. Je ne serais pas du tout surpris qu'elle parvienne à récupérer complètement sa santé gravement compromise depuis longtemps.

OBSERVATION XIX. — Mme S., âgée de soixante-trois ans, personne très forte, pesant 103 kilogrammes, est selon sa propre expression continuellement dans le sang, depuis trois ans. Elle a été examinée par un chirurgien des hôpitaux, qui lui aurait, dit-elle, coupé un morceau du col utérin pour pratiquer un examen. Craignant qu'on lui propose une opération, elle n'a pas voulu retourner à l'hôpital, et est restée quelques mois sans se soigner.

Quand elle vint chez moi (14 décembre), elle présentait d'abondantes petites croûtes eczémateuses surtout au visage et aux bras. L'utérus, impossible à délimiter, à cause du gros embonpoint de la malade, avait le col très gros, dur, présentant sur le bord gauche une encoche saignante et suppurante, admettant la moitié de la phalangette de l'index explorateur. Etait-ce une ulcération syphilitique ou cancéreuse, ou tout simplement la

plaie occasionnée par l'ablation pour la biopsie ? Les
écoulements n'avaient pas d'odeur caractéristique ; on
ne sentait pas de ganglions hypertrophiés. Je suis resté
donc dans la plus grande incertitude sur la nature de la
plaie et des manifestations eczémateuses, ainsi que sur la
cause réelle de la métrorragie.

La malade craignant l'opération et refusant absolument
de retourner chez le chirurgien, je lui proposai la cure
de privation, qu'elle accepta, quoique un peu sceptique
sur le résultat. Elle l'exécuta d'abord quatre jours, après
lesquels, elle vint me voir, heureuse de m'annoncer que
les pertes de sang avaient diminué dans de très grandes
proportions, que l'état général s'était profondément
modifié et que ses mouvements étaient devenus beaucoup
plus agiles. Elle manifestait son étonnement d'avoir
supporté si facilement une si longue privation d'aliments
sans éprouver aucunement les sensations de la faim.
L'état du col de l'utérus restait à peu près le même à
part un peu moins de dureté. Le fond de l'utérus restait
toujours impalpable. J'ai permis à la malade un à un
litre et demi de lait pendant trois jours ; après lesquels
elle devait répéter la cure. Ce qu'elle fit déjà quatre fois.
L'amélioration s'est poursuivie rapidement malgré des
négligences répétées à cause des jours de l'an. Aujourd'hui
(25 janvier), il n'y a plus d'écoulement sanguin, le col
est devenu mou, quoique avec un peu d'élongation de
la lèvre antérieure, la plaie a presque disparu. Les manifestations eczémateuses sont presque éteintes et la
malade jouit des meilleures conditions d'état général.
Elle est bien décidée suivant mes conseils à répéter la
cure toutes les semaines jusqu'à ce qu'elle ait atteint le
poids maximum de 90 kilogrammes. Elle en pèse en ce
moment 96. En présence de l'amélioration générale, je
ne crains pas d'affirmer non seulement la guérison radicale de l'hémorragie, mais surtout le rétablissement d'une

santé avec gain d'une agilité que la malade n'avait plus depuis longtemps.

Une observation de chirurgie très démonstrative de la valeur de la cure de privation est la suivante :

OBSERVATION XX. — Il y a trois mois, un de mes malades. M. P., d'Enghien, était opéré dans une maison de santé d'un papillome à la vessie. L'opération faite par un de nos plus habiles chirurgiens des voies urinaires avait été on ne peut plus brillante. Le malade s'était vite remis du choc de la chloroformisation et de l'opération. La température ne s'était pas élevée au-dessus de 38° 1/2, et l'état général était relativement bon, surtout pour un malade impressionnable comme le mien. Une alimentation substantielle, quoique non excessive, avait été accordée dans le but d'obvier au plus tôt à la faiblesse résultant des trois mois de maladie qui avaient précédé l'opération.

Je suis allé le voir trois fois pendant son séjour à la maison de santé. Malgré la satisfaction générale, je n'ai pas manqué de déclarer que je n'étais pas content, parce que le malade ne maigrissai' pas et conservait toujours une température de 37°,6 à 38°,4 à l'aisselle, et un peu de pus dans les urines.

Après être resté trois semaines dans ces conditions à la maison de santé, notre opéré rentra chez lui considéré comme guéri par le chirurgien, qui était persuadé que le séjour à la campagne (il habite le banlieue) accélérerait rapidement les progrès de la convalescence.

Une dizaine de jours après, on me mandait au plus vite. Je trouvais tout l'entourage affolé. Le malade avait une température de 40°,5, était très angoissé, faisait des efforts de vomissements, le ventre était ballonné. Dans l'urine très trouble on voyait une grande quantité de pus et d'urates, confirmée par l'analyse. J'étais embarrassé pour décider s'il ne s'agissait pas d'une infection attribuable à une complication opératoire, ou bien d'une infection simplement de cause alimentaire.

En attendant l'arrivée du chirurgien, j'ai commencé par agir contre celle-ci. Dans ce but, j'ai fait administrer aussitôt une limonade purgative à 65 grammes et j'ai prescrit la privation absolue de tout aliment, malgré les protestations de faiblesse du malade et de son entourage. Le lendemain, la fièvre était encore à 39°. Le chirurgien étant arrivé a approuvé ma manière de voir, n'ayant rien constaté qui chirurgicalement pût expliquer cette grande élévation de température. J'ai fait donner le jour même et le lendemain une autre purgation (une bouteille d'eau de Janos). Pendant ces trois jours, le malade n'a bu que de l'eau d'Évian et de la tisane de queues de cerises. Le résultat fut que, quarante-huit heures après la première purgation, la température était descendue au-dessous de 37°, degré qu'elle n'avait jamais atteint précédemment ; la quantité de pus dans les urines a commencé à baisser régulièrement. L'amaigrissement a été très accentué les premiers jours. Par suite, la convalescence a évolué progressivement sans la moindre élévation pathologique jusqu'à la guérison. Il est vrai que j'ai fait renouveler les périodes de cure quatre fois à intervalles de plus en plus espacés, et j'ai très lentement permis la reprise sobre des aliments.

Ces observations sont, je le pense, un encouragement à l'application de la cure comme traitement préparatoire et complémentaire des opérations chirurgicales. La diminution de la pression artérielle, l'aisance plus grande de la respiration, l'hématose plus complète, l'activité phagocytaire plus intense, et les modifications très heureuses de la flore bactérienne intestinale sont des conditions si favorables que cette cure devrait être tentée, d'abord préventivement avant l'opération, et répétée plus ou moins tôt après l'opération. Il y a lieu de supposer que les complications infectieuses, les élévations de température et les délires souvent inexpliqués ou mal interprétés seraient de plus en plus rares, et on aurait l'avantage de voir les convalescences évoluer plus rapides, sans danger de rechutes.

Ce que je dis de la chirurgie doit être pareillement vrai pour la gynécologie et pour les accouchements. J'ai précisément un cas qui paraît assez probant en la circonstance.

OBSERVATION XXI. — Mme D., à téguments toujours très pâles comme de la cire, avec urines de densité souvent très faible, mais sans albumine, mère de trois enfants vivants, eut deux accouchements assez faciles, mais elle fut prise, toujours immédiatement et aussi quelques semaines après, d'hémorragies si foudroyantes et si abondantes que chaque fois sa vie fut en grand danger.

Il y a deux ans, j'ai eu l'occasion de la soigner précisément pour une de ces complications si émotionnantes, qui l'avait surprise trois semaines après l'accouchement. Cette année, étant plus inquiète que jamais d'une nouvelle grossesse, elle m'a demandé de l'assister dans son accouchement. Il a été assez pénible et long à cause de deux circulaires du cordon autour du cou, ayant nécessité l'application du forceps, qui permit l'extraction d'un enfant vivant en commencement d'asphyxie. L'hémorragie post-partum fut assez abondante et je n'étais pas sans inquiétude parce que la malade, malgré mes conseils, n'avait pas modifié son alimentation dans les derniers temps de sa grossesse.

Dans ces conditions, après avoir pratiqué les soins habituels et administré à l'accouchée cinquante centigrammes de chlorhydrate de quinine, pour soutenir les contractions utérines, fidèle aux convictions que j'ai formulées précédemment, confiant dans mes constatations hématologiques que la privation absolue d'aliments et les purgations déterminent l'élévation du taux de l'hémoglobine et du nombre des globules rouges et blancs, en même temps que se raffermit l'énergie vitale, je n'ai pas craint de faire purger, quelques heures après, l'accouchée, purgation qui fut répétée le lendemain. Pendant deux jours la malade n'a pris que des infusions banales, sans la plus petite parcelle d'aliments. Je l'ai tenue pendant plusieurs jours à une alimentation très réduite en lui administrant encore deux autres purgations. Eh bien ! cette femme nourrit très aisément son bébé, qui pousse à merveille. Dix jours après l'accouchement, les lochies n'étaient plus sanguinolentes, et le quinzième jour, elle quittait le lit complètement rétablie, plus vaillante qu'elle ne se sentit jamais.

Je ne doute pas qu'un volumineux faisceau de faits incontestables ne tardera pas à venir confirmer mes prévisions bien justifiées, et encourager la hardiesse et l'habileté de nos chirurgiens et de nos accoucheurs.

Vous aurez une démonstration mathématique de cette action heureuse de la purgation et du jeûne sur les états anémiques, dans les deux observations suivantes :

OBSERVATION XXII. — M™ P., anémique depuis son jeune âge, est, depuis un an, mère d'une petite fille qu'elle n'a pu nourrir elle-même, son lait étant insuffisant quantitativement et qualitativement. Ces temps derniers, une sensation prononcée de faiblesse, des menaces de syncope, des éblouissements, étaient venus aggraver son état.

Ayant examiné son sang, j'ai trouvé 2.500.000 globules rouges, avec 100 d'hémoglobine à l'échelle Tallquist, 4.000 globules blancs avec une proportion de 69 p. 100 de polynucléaires, 25 p. 100 de mononucléaires, le reste douteux.

Après trois jours de cure, un nouvel examen donnait : taux de l'hémoglobine 100, globules rouges 4.000.000 ; globules blanc 6.000, avec polynucléaires 65 p. 100, mononucléaires 28 p. 100. Trois semaines après le début du traitement, à la suite d'une seconde cure, on constatait : hémoglobine 100, globules rouges 5.500.000, globules blancs 5.500, avec polynucléaires 60 p. 100, mononucléaires 31 p. 100, divers 9 p. 100. Les vertiges avaient disparu et l'état général s'était considérablement amélioré.

OBSERVATION XXIII. — M™ X. est atteinte, depuis près d'un an, de profonde neurasthénie avec idées obsédantes, découragement et pleurs à tout moment quoiqu'avec conscience de son erreur. Elle a suivi avec plus ou moins de bénéfice différents traitements. Mais s'étant refusée à l'isolement, la persistance et davantage l'aggravation même des conditions morales pathogéniques rendaient la guérison presque impossible. J'ai voulu voir si la cure de désintoxication pourrait aider au rétablissement de cette pauvre malade. Après deux périodes de cure, le résultat commençait à être encourageant, elle avait pu passer deux jours sans larmes, reprendre un peu de distraction au travail. Je lui avais même fait exécuter pendant quelques jours l'exercice de l'écriture, conseillée ici par notre cher collègue M. Bérillon.

Malheureusement, des peines réelles répétées sont venues enrayer la marche favorable du traitement.

J'ai fait procéder par M. le Dr Barlerin à l'examen du sang de notre malade avant la cure et, après la deuxième période de cure. Voici les deux résultats successifs.

ÉLÉMENTS HÉMATOLOGIQUES	22 OCTOBRE	31 OCTOBRE
Globules rouges	4.760.000	5.600.000
Hémoglobine	0,70	0,75
Globules blancs	5.820	7.100
Polynucléaires.	77 p. 100	58 p. 100
Eosinophiles.	2 —	4 —
Matzellen	0,9 —	1,2 —
Lymphocytes	18 —	23 —
Grands mononucléaires.	1 —	12 —

Une branche de la médecine qui pourra utiliser avec beaucoup de profit la cure de désintoxication est sans aucun doute la dermatologie, particulièrement dans les formes congestives, surtout dans celles qui ne sont que les manifestations cutanées, d'infections intestinales.

Les observations IX, XVII, XVIII et XIX justifient déjà amplement cette application thérapeutique. J'ai encore à vous présenter un cas bien encourageant que je soigne en ce moment.

OBSERVATION XXIV. — Mlle B., âgée de 26 ans, est affligée depuis plusieurs année d'acné très abondant particulièrement à la face avec des folliculites livides, atteignant quelquefois les dimensions d'un gros pois. Cette demoiselle étant placée dans une boulangerie, son patron s'est décidé à la renvoyer à cause de l'impression trop défavorable que sa malheureuse infirmité produisait sur sa clientèle. Elle était navrée de cette si pénible situation, qui ne s'était guère modifiée malgré différents traitements.

C'est dans ces conditions que j'ai pensé de soumettre cette malade à la cure de désintoxication. Le résultat encourageant ne s'est pas fait attendre longtemps. Dès la fin de la première période, les téguments ont pâli et l'évolution des folliculites a cessé d'augmenter, le plus grand nombre s'était affaissé, et beaucoup avaient disparu.

Quinze jours après, il n'y avait plus que quelques rares folliculites et modérément enflammées. Tout justifie l'espoir que bientôt le cauchemar de cette pauvre enfant sera terminé, surtout si on tient compte de la grande amélioration de l'état général.

Les constatations histo-cliniques précédentes me font supposer que la cure de désintoxication rapide et profonde doit donner de bons résultats dans certaines maladies mentales, surtout à leur début. Je ne serais pas étonné qu'elle puisse être un adjuvant précieux dans le traitement de l'alcoolisme, de la morphinomanie et des autres intoxications du même genre.

J'ai tout lieu de croire que j'aurai bientôt confirmation de ces prévisions. En attendant, je peux déjà vous résumer une observation très encourageante.

OBSERVATION XXV. — Mme Th., de Noisy-le-Sec, que je connais depuis une vingtaine d'années, est habituellement une personne très calme, très réfléchie et passionnée au travail. Mère de deux enfants, elle a marié sa fille il y a quelques mois. Le chagrin de la séparation a influé profondément sur son état mental; elle est tombée dans une tristesse inconsolable, elle pleure sans cesse et se laisse aller au désespoir, persuadée qu'elle ne survivra pas longtemps à ce chagrin.

Elle est dans cet état depuis plus d'un mois. C'est dans ces conditions qu'elle m'est amenée par son mari. L'examen le plus soigné ne m'indique aucune cause spéciale de cette pénible modification morale. Je ne constate d'anormal que la langue épaisse et sale avec haleine un peu fétide, et un fonctionnement défectueux des fonctions digestives. Pour vaincre sa prétendue faiblesse, et pour combattre l'anémie cérébrale dont elle se croyait atteinte, elle se forçait à manger et manger plus que d'habitude. Aussi après les repas, elle avait la face congestionnée et de la difficulté à s'appliquer à ses occupations.

Malgré certains précédents étiologiques, qui pouvaient justifier quelques inquiétudes, je n'ai pas craint de soumettre cette malade à la cure de désinfection, persuadé que si je ne parvenais pas à la guérison complète, j'obtiendrais à coup sûr au moins l'amélioration des fonctions digestives. En effet, après une première période de trois jours, le grand chagrin de la malade était presque disparu et les larmes avaient cessé. Après une deuxième période, la malade a recouvré sa bonne santé. Je l'ai engagée à manger très sobrement et à répéter la cure de temps en temps.

Je ne voudrais pas prolonger plus longtemps cet exposé des états qui peuvent se prêter à l'application heureuse de la cure de désintoxication organique. Cependant, je ne peux passer sous silence certaines circonstances où ces applications peuvent facilement, économiquement, retarder ou même empêcher de tragiques événements. Je fais allusion à ces émouvants désastres déterminés par la famine, surtout dans les armées en campagnes ou assiégées ; naturellement dans les cas où la privation de denrées alimentaires n'excède pas une ou deux semaines.

Vous le savez, et toute l'histoire est remplie de ces catastrophes dans lesquelles des troupes furent décimées, par inanition, au bout de quelques jours seulement de privations de vivres. Eh bien ! aujourd'hui, nous pouvons affirmer résolument que, dans ces cas, la maladie et la mort ne doivent plus survenir aussi rapidement, ne pouvant, elles, être la conséquence du manque immédiat d'éléments réparateurs, mais étant en réalité le résultat de l'excès d'intoxication amené par les infections intestinales non éliminées. Par conséquent, le simple curage en temps utile du tube digestif peut largement suffire pendant une ou deux semaines à la continuation de la vie *saine*. Une simple provision au soldat de 30 à 40 grammes de sulfate de soude diluée dans un litre d'eau prise chaque jour, sera suffisamment efficace pour empêcher ou retarder au moins pendant près de deux semaines la douloureuse fatalité. Le moyen est si simple que vous le jugerez peut-être paradoxal. Contrôlez-le bien et vous conviendrez sans peine, avec moi, que les désastres par inanition doivent à l'avenir être relégués dans le domaine des légendes, à moins que, changeant complètement la signification du mot, on interprète par inanition le fait tout court de l'intoxication. Mais alors, dans ce cas spécial, la différence de signification aura une importance capitale, la lutte pouvant être soutenue avec toute facilité pendant une ou deux semaines contre l'intoxication comme on l'entend encore aujourd'hui.

Il y a une dizaine d'années, un jour, entre la poire et le fromage, causant avec un officier supérieur, ma foi très intelligent, qui m'honorait de sa confiance et de son amitié, je lui exposai mes idées sur le jeûne scientifiquement pratiqué ; et, pour son cas spécial, j'en déduisais les réflexions précédentes en y ajoutant qu'il serait même possible de créer des compagnies, des escadrons entraînés à cette sorte de gymnastique digestive, qui pourraient en certaines conditions rendre les plus grands services. J'espérais l'intéresser à l'originalité de mon idée, et peut-être même l'engager à en tenter l'application. Quelle désillusion ! Mon interlocuteur laissa tomber la conversation. Depuis ce jour-là, j'ai senti que j'avais baissé dans son estime. Très probablement, le doute que je fusse bien sain d'esprit avait germé dans sa pensée.

Peut-être, en lisant ces pages, il corrigera son jugement trop légèrement formulé, et regrettera-t-il de n'avoir pas le premier réalisé un progrès au profit de l'armée à laquelle il est si fier d'appartenir.

Ce n'est pas la seule désillusion, la seule amertume que j'ai éprouvée sur le chemin de ces recherches qui heurtent si profondément les idées admises. Mes amis même ne cessèrent de me dissuader de poursuivre ces études désagréables, et, d'après eux, pour le moins inutiles. Leur bienveillante sollicitude épiait les moindres manifestations désavantageuses pour me répéter que ce que je faisais était de la vraie folie, qui finirait par nuire à ma santé et me faire tort dans ma clientèle. En effet, quelques malades, étonnés que je me préoccupais si peu de leur *faiblesse*, que je ne les gavais pas de médicaments et d'aliments fortifiants, ont eu recours à d'autres médecins, qui surent plus simplement se mettre au diapason de leur mentalité. Vous dire que je n'en éprouvais pas de la peine ce serait contraire à la vérité. Mais, comment faire différemment, quand une idée que vous sentez de plus en plus juste vous domine ? J'ai donc persévéré quand même, et ce sont mes premiers résultats que j'ai tenu à vous communiquer.

J'ai eu quelques cas où le traitement, sans être nuisible, cependant n'a pas donné les résultats que j'étais en droit d'attendre. Mais il n'est pas difficile de dégager la raison de ces non-succès, uniquement dus à ce que les malades manquant de volonté sont incapables de réaliser par la cure le degré nécessaire d'amaigrissement.

En voici deux cas :

OBSERVATION XXVI. — M. B., ancien diabétique, grand viveur, ayant déjà eu des menaces de gangrène au pied. Il fit la cure pendant trois jours. Dans cet intervalle, il subit une très forte émotion. Vous savez combien cette cause influe sur la production de la glucose. L'examen des urines, que je n'ai pu vérifier, aurait prouvé que le sucre n'avait pas diminué. Le malade n'a pas voulu répéter la cure, et je n'ai pu contrôler ses affirmations.

OBSERVATION XXVII. — Mme M., forte emphysémateuse tousse péniblement, quelquefois en coqueluche, depuis plusieurs années pendant toute la saison froide. Elle a des râles sibilants et humides dans toute la poitrine et souvent des sueurs froides.

N'ayant pas été soulagée au bout des trois jours de cure, elle n'a pas voulu la répéter.

OBSERVATION XXVIII. — Comme pendant à l'observation précédente, je peux vous citer la suivante, qui prouve dans quelques cas la nécessité d'une répétition persistante de la cure si on veut aboutir au résultat désiré. Voici :

Mme P., emphysémateuse plutôt obèse, ayant beaucoup de peine à monter les escaliers, est atteinte comme la précédente, en hiver, de toux interminable avec suffocations provoquées par congestions broncho-pulmonaires. Je lui conseille la cure en affirmant la certitude du résultat.

Quelques jours après revoyant la malade, j'attendais la confirmation de mes prévisions. Pas du tout. La malade déclare, au contraire, qu'elle n'a pas tiré le moindre avantage de ma cure. J'en suis étonné et contrarié. Mais je ne me décourage pas. J'insiste pour qu'elle veuille bien recommencer. Femme très intelligente, et très confiante, elle me promet de s'y soumettre une deuxième et même une troisième fois, s'il est nécessaire. Nous n'avons pas eu à regretter notre décision. Une dizaine de jours plus tard, ma malade m'annonçait, toute triomphante, qu'elle ne toussait plus et qu'elle était étonnée de se sentir si légère et de pouvoir monter si aisément les escaliers, tandis qu'elle éprouvait précédemment une grande fatigue.

J'aurais encore un certain nombre d'observations à vous présenter, mais j'ai déjà abusé de votre bienveillance. Je n'insisterai donc pas. J'ajouterai seulement que plusieurs de mes amis ont aussi essayé la cure à titre d'étude et comme moyen hygiénique. Tous sans exception ont dû reconnaître qu'à part quelques malaises assez légers pendant le traitement, par la suite, leurs facultés intellectuelles, les mouvements, et le bien-être général se trouvaient toujours avantagés, surtout après une deuxième période de cure.

Jusqu'à présent je n'ai rencontré qu'un seul cas où l'application de la cure ait paru désavantageuse. J'en ferai l'objet d'une communication spéciale. Vous verrez que cet insuccès, mieux que les observations, favorables, est la démonstration évidente de la justesse de l'idée qui est à la base de la méthode et de la nécessité de la direction du médecin dans l'application de la cure.

Je suis loin de prétendre, dès à présent, à des conclusions fermes ; les études n'ont pu être suffisamment répétées et assez généralisées ; mais en tout cas, des expériences faites jusqu'aujourd'hui, on peut déjà tirer, d'une manière certaine, quelques déductions capitales, qui pourront engager à continuer et à généraliser ces études.

1° Il n'y a absolument aucun danger et aucun gros inconvénient à pratiquer l'abstinence alimentaire totale pendant trois, quatre jours et même plus; et on peut la répéter impunément plusieurs fois, mais à la condition que tous les jours ou à peu près soit administrée une abondante purgation pour assurer la désinfection intestinale.

2° Malgré les légers malaises qu'on peut éprouver pendant la période de jeûne, et qui ne persistent jamais après, on en retire toujours par la suite un bénéfice certain et durable, au point de vue de la souplesse des mouvements, de la plus grande clarté des idées, de l'atténuation de tous les états congestifs et de la sensation réelle de bien-être général.

En un mot, après la cure on est toujours bien mieux qu'avant sous tous les rapports.

3° La cure de rénovation est un procédé de toute sûreté lorsqu'elle est guidée par les analyses du sang et des urines. Elle assure le maximum d'effet aux indications thérapeutiques concomitantes.

Je tiens à bien préciser l'importance particulière de ce troisième paragraphe pour éviter le plus grand danger que courrait ma méthode, qui serait précisément celui d'être employée à tort et à travers par des esprits non scientifiques. En effet, il est bien possible qu'en certaines conditions le simple jeûne suffise à modifier beaucoup d'états morbides, comme en d'autres circonstances, y peut suffire le simple repos au lit. Mais pour éviter toute ruineuse application et pour se mettre dans les conditions sûres et vraiment utiles à la santé, soit physiologiquement, soit pathologiquement, il est absolument indispensable que le médecin, basé sur les analyses et fort des connaissances scientifiques que lui seul peut posséder, puisse guider la cure et la compléter par les indications thérapeutiques du moment. Ainsi pratiquée, la méthode, posant sur des bases vraiment scientifiques, nous donnera des résultats qui étonneront les plus sceptiques.

Il va sans dire que le succès de la cure ne sera pas toujours immédiat et définitif. Ce serait de la naïveté que de le penser. Je n'ai pas davantage la prétention de pouvoir obtenir la réparation des lésions organiques constituées. Mais si on sait être énergique au début et si on insiste ensuite par intervalles de plus en plus espacés sur cette gymnastique des fonctions nutritives, on a la satisfaction d'assister au relèvement régulièrement progressif et rapide de l'état général, et plus tard à la disparition complète et durable des manifestations morbides fonctionnelles.

Pour finir, permettez-moi de me servir d'une comparaison afin de mieux expliquer la conception qui m'a guidé dans cette méthode qui me paraît au moins rationnelle. Dans une grande industrie, lorsque l'approvisionnement du marché et la surproduction occasionnent la mévente et l'encombrement des marchandises, une direction intelligente suspend temporairement les achats de matière première et les règle ensuite proportionnellement aux produits fabriqués et écoulés. Si on ne procédait pas ainsi, la maison courrait inévitablement à sa ruine. Il me paraît qu'il n'en est pas autrement dans les industries de l'organisme animal. Lorsque, par l'effet d'une alimentation excessive par quantité et par qualité ou par l'effet du ralentissement et de la perversion de la combustion cellulaire, ou plus souvent par ce double mécanisme à la fois, il y a encombrement dans les tissus et mévente, c'est-à-dire, sortie de l'organisme de produits mal comburés, la maison humaine court à sa perte plus ou moins rapidement, si on ne se décide pas en temps à suspendre d'abord, à régler ensuite les acquisitions gastro-intestinales. C'est ce que je propose et c'est ce qui donne de si bons résultats avec la cure de rapide amaigrissement.

On m'objectera probablement que ma conception est par trop simpliste. Je n'ai pas de peine à l'admettre. Mais je pense que vous voudrez bien reconnaître à votre tour qu'elle a à son avantage le grand bénéfice des résultats ; ce qui est encore de la bonne médecine, et peut-être même de la science la plus vraie.

Plus j'étudie, plus j'envisage l'influence que peut

exercer cette cure de désintoxication sur l'évolution des maladies, plus je trouve agrandi le champ de son application, et plus j'entrevois, multipliée, notre puissance pour la conservation de la santé.

Mes chers collègues, le problème que je viens de vous exposer est très vaste, séduisant et plein de promesses. Étudions-le bien, sans idées préconçues. Pour moi, j'ai bon espoir qu'en peu de temps, pour l'honneur de notre science, et pour le plus grand bien de l'humanité, nous aurons constitué un des plus beaux chapitres de l'hygiène, apporté l'aide la plus puissante à la thérapeutique et très probablement augmenté la *saine* longévité.

DISCUSSION

M. André Lombard. — La question du poids des malades, dans les affections aiguës et chroniques, a toujours été à l'ordre du jour; et comme le dit M. Guelpa, on a, avec juste raison, essayé d'en tirer des conclusions pronostiques.

La communication de notre collègue a le grand mérite de mettre en relief plusieurs points de pathologie générale. C'est notamment la sensation, si souvent accusée par les malades, de faiblesse, sensation éminemment fausse, et qui disparaît après une purgation. C'est aussi l'amaigrissement dans les maladies fébriles, mais surtout apparent dans la convalescence ; amaigrissement dû d'abord à la désintégration moléculaire, puis au lavage des tissus, et qui se fait grâce aux transpirations, aux urines, aux fèces.

Je ne sais pas si, plus à notre époque qu'à une autre, existe le surmenage alimentaire, mais le surmenage physique et cérébral est assurément plus souvent observé ; et, chaque fois qu'il y a surmenage, il y a usure, production de déchets, lesquels sont insuffisamment éliminés, soit parce qu'ils sont momentanément en excès, soit parce que leur production est exagérée et continue, soit parce que les organes d'élimination sont insuffisants. Or, l'élimination insuffisante de ces matériaux mal comburés crée l'état de maladie : ce n'est point le lieu de rechercher s'il faut incriminer une diathèse, un ralentissement de la nutrition, ou d'esquisser une théorie d'aspect séduisant pour voiler notre ignorance des causes ; le fait seul à considérer est que l'organisme souffrant sera ramené à un état proche de la santé si l'on peut assurer l'élimination des déchets. C'est pourquoi les enfants, comme les adultes, de robuste constitution, d'aspect plutôt maigre, supportent assez bien les maladies ; mais comme le dit M. Guelpa, les gros enfants, ceux que le public trouve beaux, qui ont des récompenses dans les concours de bébés, ont une résistance bien diminuée et sont souvent décimés par les infections. N'est-ce point parce que leurs cellules sont encombrées de déchets ou bourrées de graisse ?

Dans un certain nombre de maladies, qu'il importe de préciser, et qui sont les maladies arthritiques et, en général les affections aiguës, sauf celles d'origine tuberculeuse ou de l'axe cérébro-spinal, l'amaigrissement indique bien une rénovation cellulaire, car la cellule est dans un perpétuel mouvement ; elle est le siège de modifications chimiques permanentes, dont la cessation caractériserait la mort, et la mort serait ainsi l'aboutissant de la vieillesse des cellules dans lesquelles les échanges nutritifs seraient entravés.

Comme l'observe justement notre collègue, une purgation insuffisante met en mouvement « les humeurs peccantes », tandis qu'une purgation suffisante non seulement entraîne par la masse de liquide les matériaux à éliminer, mais joue aussi le rôle d'un sérum minéralisateur ; c'est, en quelque sorte, une injection saline. C'est un effet analogue, quoique moins intense et plus complexe, que produit l'absorption de bouillon froid. Nous savons que la prise de bouillon froid avant les repas excite l'appétit, de même que la prise, en très petite quantité, d'une eau saline : Vichy ou Châtel-Guyon, par exemple. Sans doute, il faut noter, que dans le bouillon, les ptomaïnes agissent aussi par leur sapidité. Dans la période digestive, comme dans l'état de jeûne, chez les malades, on observe une notable leucocytose ; or, le rôle des leucocytes n'est pas seulement de se charger des produits élaborés de la digestion, mais aussi d'absorber les poisons de l'organisme, d'origine endogène ou exogène. Cela explique peut-être la sensation de bien-être qui succède à la prise des aliments ou au jeûne, selon que l'un ou l'autre convient à l'organisme.

Cette leucocytose, mode de défense de l'organisme, doit se produire fort bien quand se réalise le traitement du Dr Guelpa. Les observations qu'il donne semble le prouver.

Du reste, ne recherchons-nous pas et n'obtenons-nous pas, dans les cas heureux, la leucocytose quand nous instituons la diète dans le traitement de l'ulcère de l'estomac et de l'appendicite, le lavage des tissus dans la fièvre typhoïde et dans toutes les pyrexies, et aussi dans les diverses manifestations de l'arthritisme ? dans les maladies dues à l'insuffisance hépatique ou rénale ?

.*.

Une méthode thérapeutique aussi exempte de médicaments est bien une *cure naturiste* et se rapproche des cures de Kneipp, de Karrell, de Schroth, et des régimes de réduction des liquides, récemment préconisés par M. Huchard ; toutes ces cures naturistes sont des cures d'élimination. Il y a une grande destruction d'albumine et élimination d'azote par lavage des tissus ; les bases puriques, l'acide urique, les chlorures, sont éliminés et les cellules se reconstituent avec de nouveaux matériaux.

Cette question nous ramène au début de l'histoire de la médecine : la nature, le principe vital, c'est, selon Hippocrate, la « vis naturæ medicatrix » qui favorise les éliminations en provoquant une élaboration des humeurs viciées. Mais il faut, chez les malades que nous observons. la collaboration de la nature et du médecin. Le sens critique est nécessaire ; et nous voyons que notre collègue, ayant observé d'abord, a réalisé les conditions de son observation, fait des expériences ; selon M. Bernard, l'idée a provoqué l'expérience. C'est pourquoi cette méthode thérapeutique ne semble pas revêtir un caractère général et on ne peut établir entre elle et toutes sortes de maladies une relation directe ; il faut faire un choix judicieux des maladies pour établir un rapport de cause à effet. Cette méthode vaut mieux qu'un remède nouveau qu'il faut, en raison de l'engouement des malades, et même des médecins, employer tant qu'il guérit.

Mais la médecine ne se flatte point de connaitre absolument les causes des maladies ; un tel traitement a dû procéder d'abord de l'empirisme, puis s'appuyer avec des nouvelles observations, sur la science positive et l'observation exacte des phénomènes ; c'est à cette condition qu'il pourra définitivement prendre place dans l'arsenal médical.

En résumé, l'observation nous montre que, d'une façon générale, nous mangeons trop, nous travaillons trop physiquement et cérébralement ; en outre, nous ne nous reposons pas assez ; de là, une accumulation des déchets et la nécessité de les éliminer complètement et fréquemment. Cette observation n'est point d'aujourd'hui ; de tous temps, on a, au début des maladies, provoqué les évacuations et mis les malades à la diète hydrique ; souvent quelques médicaments ne sont prescrits que pour déguiser notre inertie. Aussi, la communication de notre collègue, sans vouloir y chercher une réponse à ceux qui voient dans la purgation un danger social, marque un retour logique aux traditions de la médecine. Et si l'on veut bien admettre que les faits restent toujours les mêmes, que seules les explications diffèrent et les théories se modifient, l'on ne saurait trop se souvenir de ce qu'ont fait nos devanciers, et je ne saurais mieux faire que citer le Père de la médecine : « De nombreuses et excellentes découvertes ont été accomplies dans le long cours des siècles et le reste se découvrira, si des hommes capables, instruits des découvertes anciennes, les prennent pour point de départ de leurs recherches. »

M. Louis Régis. — Messieurs, un des inconvénients les plus graves d'une longue communication, c'est que la lecture lasse le plus souvent l'attention des auditeurs. Je fais cette observation à l'occasion de la communication de M. Guelpa sur le renouvellement des fonctions et le rajeunissement des tissus, car je crains que la plupart d'entre vous n'en aient pas retenu quelques points, à mon avis, extrêmement importants.

Loin de s'en tenir aux faits particuliers, notre collègue s'élève jusqu'aux idées et aux théories géné_ rales. Il nous ramène directement à la grande lutte précédente entre *humoristes et organicistes*.

Parmi les faits cités par M. Guelpa, il y en a plusieurs sur lesquels je désire revenir, car j'ai été un de ses expérimentateurs bénévoles, j'ai essayé sa méthode sur moi-même d'abord, sur quelques-uns de mes malades ensuite.

Lorsque l'on jeûne, on ressent d'abord un mal de tête qui va s'aggravant. Puis, on est en proie à des hallucinations qui augmentent de plus en plus, et enfin on tombe dans la période des troubles morbides graves avec état fébrile.

Jusqu'à présent on attribuait ces différentes manifestations à l'inanition.

L'une des originalités de la communication. de M. Guelpa est précisément d'avoir démontré que notre interprétation actuelle de l'inanition était en partie inexacte, et que si durant la privation des aliments, des phénomènes morbides se produisaient si promptement, ce n'était pas parce qu'il y avait une rapide autophagie, mais bien plutôt, parce que, dès la cessation de toute alimentation, bien avant qu'intervînt l'inanition, se produisaient des auto-infections et des intoxications. Ces dernières étant d'ordre intestinal, pour réagir contre elles, davantage, même pour les prévenir, une seule chose suffisait : la purgation, à la condition qu'elle fût copieuse.

En effet, comme l'a dit M. Guelpa, si l'on prend une purgation légère, qui agit d'une façon incomplète, on ressent immédiatement des malaises, maux de tête, nausées, parfois vertiges, etc., au contraire si on en prend une abondante, on n'éprouve plus aucun malaise, et tous les symptômes attribuables à la faim disparaissent en même temps. On peut facilement maintenir cet état pendant deux ou trois jours ; et ce qu'il y a de remarquable, c'est que l'on jouit d'un véritable bien-être.

J'ai jeûné trois jours ; j'avoue que, le premier, j'ai cru éprouver la sensation de la faim, mais c'était une sensation d'habitude, se manifestant surtout lorsque je voyais les miens se mettre à table.

J'ai surmonté ces premiers ennuis ; le lendemain, je me suis purgé et pendant deux jours je n'ai pas été un seul instant sollicité par ce prétendu besoin organique. Je conclus donc volontiers, avec M. Guelpa, que la faim n'est pas le cri de l'organisme qui a besoin de réparer ses pertes, qui a besoin d'aliments, c'est d'abord le cri de l'organisme qui a besoin de se désintoxiquer.

Le second point important de la communication du Dr Guelpa consiste dans les déductions thérapeutiques qui nous ont été exposées. Le Dr Guelpa étant mon oncle, j'ai eu l'occasion de voir ses malades et de les suivre, et, moi qui, tout d'abord, combattais ses idées, qui lui disais : Je crains que tu ne te laisses suggestionner et que tu tombes dans l'exagération, j'ai été obligé de me rendre à l'évidence des faits.

Dans le diabète, vous le savez par la communication qu'il a faite à la Société de thérapeutique récemment, les cas les plus graves, à condition de n'être pas sous la dépendance de lésions organiques, s'amendent et guérissent en quelques jours. Et ses guérisons se maintiennent si l'on surveille étroitement le régime alimentaire.

Dans ma clientèle, j'ai soigné un homme de 66 ans, très obèse, asthmatique et emphysémateux, pour un eczéma, très grave, occupant la moitié de la face et reposant sur un fond érysipélateux. Comme traitement local, j'ai fait de simples applications de compresses bicarbonatées, mais en même temps, j'ai établi rigoureusement la cure de mon oncle, purgation et diète hydrique. Chez ce malade on pouvait craindre, au cas où son affection cutanée guérirait rapidement, des désordres pulmonaires graves ; or, non seulement l'eczéma disparut en quatre jours, mais encore, loin de ressentir le moindre trouble pulmonaire, le malade éprouva une plus grande liberté respiratoire. Je me souviens qu'au troisième jour de la cure, comme je lui demandais : est-ce que vous n'êtes pas gêné dans votre respiration, il me répondit dans le langage imagé des gens du peuple : Non, pas du tout, avant je respirais jusqu'au-dessus de l'estomac, maintenant, je respire jusque dans le ventre. De fait, l'auscultation accusait une diminution des râles caractérisant l'emphysème.

A part le côté thérapeutique extrêmement intéressant de la communication de mon oncle, il y a aussi l'exposition d'une théorie nouvelle sur la faim, théorie corroborée par les faits. Elle a son pendant dans la façon dont le Dr Guelpa envisage l'aliment : l'aliment n'est plus seulement la chose qui sert à nourrir l'homme. Lorsque nous prenons un aliment, sa première fonction est de débarrasser le tube digestif de ses déchets, de les éponger pour ainsi dire, ce n'est qu'ensuite qu'il répond à la nécessité moins immédiate de la réparation organique.

M. Godlewski. — Vous me permettrez une simple réflexion au point de vue pratique ; quoique partisan de la méthode de M. Guelpa, je crois que dans la pratique il y a de grandes difficultés à obtenir des malades un jeûne complet.

J'ai employé cette méthode dans un temps où la diète était de règle absolue dans les maladies aiguës ; elle n'est pas nouvelle ; eh bien ! quels résultats obtenait-on dans la fièvre typhoïde, par exemple, lorsque l'on purgeait les malades et qu'on les mettait à la diète ?

Malgré l'autorité de M. Burlureaux, qui prétend que la purgation est un danger social, je crois au contraire que c'est une excellente méthode de traitement, mais qu'obtenait-on dans la fièvre typhoïde, quand on mettait le malade à la diète absolue? La maladie durait excessivement longtemps, les malades devenaient étiques, c'étaient de vrais squelettes, ils avaient des escarres profondes, et la convalescence était très longue. Or, la mortalité était infiniment plus grande qu'aujourd'hui, puisqu'elle est descendue de 36 à 6 p. 100

Je ne dis pas que cela tient exclusivement à ce qu'on alimente les malades, mais certainement aussi au traitement hypothermique ; la convalescence dure beaucoup moins longtemps.

Voilà ce que j'ai observé dans ma longue pratique médicale.

Quant au traitement de M. Guelpa, appliqué aux bien portants ou à ceux qui ont des maladies chroniques, il y a là évidemment, à mon avis, un conseil essentiellement utile. Les purgations ne sont malheureusement pas assez employées, et j'ai observé, notamment à Miers, où je vais chaque année, des résultats vraiment extraordinaires, non seulement au point de vue de la guérison des maladies septiques, mais aussi comme moyen préventif.

Or, les eaux de Miers sont essentiellement purgatives, diurétiques, diaphorétiques, par conséquent éliminatrices par excellence.

Mais peut-on obtenir des malades une diète absolue, prolongée ? J'estime que cela n'est guère facile, surtout chez ceux qui ont de l'appétit, et quoique mon confrère Régis dise que la faim est une habitude, je crois qu'il est fort difficile de se soumettre à une diète absolue quand l'heure du repas arrive.

Le Dr Gruby, qui avait une si grande habileté professionnelle, qui passait surtout pour un homme infaillible auprès des dames, acceptait ce principe, mais il ne le mettait pas en pratique d'une façon absolue.

Il soumettait ses malades au régime exclusif de la tomate, il leur en faisait prendre pendant assez longtemps, en disant : vos tissus sont dégénérés, ils sont vieux, ils ont besoin d'être remplacés. Les personnes qui l'écoutaient, espérant une fontaine de Jouvence, se soumettaient à la tomate, mais il ne leur demandait pas un régime aussi absolu que celui de M. Guelpa.

Je crois que dans le même ordre d'idées, on est arrivé à une pratique qui est du même ordre, mais que les malades acceptent mieux, c'est le régime lacto-végétarien, qui a des effets non pas aussi rapides, qui nécessite un emploi plus long, mais qui repose sur le même principe.

Avec ce régime, on élimine aussi les toxines et on obtient de bons résultats. Il n'est pas étonnant que le végétarisme prenne une extension chaque jour plus grande ; je suis parfaitement d'accord avec M. Guelpa sur le principe, ce n'est que sur une question de pratique professionnelle que je me suis permis de faire cette observation.

M. ROUBINOVITCH. — Je demande à dire quelques mots à propos de la communication de M. Guelpa au sujet de la diète et de son utilité. Je ne puis pas embrasser la question dans son ensemble, mais seulement, d'après mon expérience personnelle, dans les affections nerveuses et mentales. Nous connaissons un certain nombre de malades qui, volontairement, s'imposent une diète prolongée ; il y a, notamment, dans l'ordre des affections nerveuses, des hystériques qui ne veulent pas manger et qui restent quelquefois des journées et des semaines sans vouloir toucher aux aliments sous l'empire d'une véritable sitiophobie.

Il y a des malades, comme les mélancoliques, qui s'imposent cette diète pendant un temps plus ou moins long sous l'influence de leurs idées délirantes.

Je puis dire aux orateurs qui m'ont précédé, à MM. Régis, Godlewski et Lombard que les résultats de cette diète volontaire sont généralement détestables à tous les points de vue. Les aliénistes et les neurologistes qui s'occupent de ces jeûneurs éprouvent le besoin impérieux d'intervenir le plus rapidement possible pour les alimenter, afin de ne pas assister à des accidents de déperdition des tissus qui peuvent avoir les conséquences les plus redoutables.

Aussi, en pratique psychiatrique et neurologique, il est de règle, quand un malade est resté vingt-quatre heures sans manger, d'intervenir au moyen de l'alimentation forcée et artificielle, pour éviter les inconvénients de cette abstention alimentaire.

Je tenais à faire cette simple observation qui montre que, au moins dans la série des affections nerveuses et mentales, la diète n'offre pas les avantages que l'on nous vante.

M. Louis Régis. — Je ne disconviens pas que lorsque l'on prolonge trop longtemps un jeûne sans purgation, l'état mental d'un malade s'aggrave, qu'il s'agisse ou non d'un neurasthénique. En tous cas, j'affirme sans crainte de me tromper, qu'il est faux de croire que les troubles que ces malades accusent rapidement sont dus au besoin d'alimentation, au moins durant quelques jours. Ce que je voudrais savoir de notre éminent collègue, ce sont les résultats qu'on obtiendrait si, au lieu de surnourrir ces malades, on essayait de leur imposer une diète de trois jours, accompagnée de purgation quotidienne. Je ne serais pas étonné, si l'on appliquait ce traitement, que les idées délirantes, je ne dirai pas : disparussent, mais s'amendassent beaucoup.

A ce sujet, je ferai remarquer à M. Roubinovitch que chez les malades dont il parle, le jeûne a été prolongé et la purgation laissée au caprice des délirants, mal administrée par conséquent.

En réponse à ce qu'a dit M. Godlewski, il est malheureusement trop exact qu'il est très difficile de faire accepter aux malades une thérapeutique simple.

Il y a bien des gens qui se récrient devant la banale prescription du repos, du jeûne et de la purgation.

Pour tromper les malades, pour les impressionner, tout en ne faisant rien, il n'y a pas que Grûby qui ait essayé du système de la tomate, nous avons un chirurgien d'Amiens, fort distingué, M. Pauchet, qui prescrit à ses malades du bouillon de fruits. Cela revient à une diète hydrique.

En résumé, la cure du Dr Guelpa est un traitement qu'on ne peut pas imposer à tous les malades. Mais je crois que ceux qui peuvent en bénéficier sont assez nombreux pour que l'emploi de cette méthode soit assez répandu.

M. Cayla. — La communication de notre confrère Guelpa, corroborée aujourd'hui par celle de M. Régis, est très importante, car elle soulève une question de pathologie générale qui touche à celle de la constipation et de la purgation. Nous avons lu le livre de M. Burlureaux, livre sensationnel, qui est lu dans tous les mondes, et dans lequel il regarde la purgation comme un danger social, et à côté de cela, M. Guelpa nous dit que l'on peut se passer de manger, et que pour arriver à guérir, il n'y a qu'à se purger.

Je ne sais pas ce qu'en pense la Société, c'est une question de pathologie tellement importante que je serais d'avis de la laisser à l'ordre du jour.

Je demanderai à M. Régis jusqu'où il poussera son

jeûne, sera-t-il de deux, de trois jours? Que doit-on faire ensuite ?

Vous venez, avec des aphorismes très tranchants de juger la question dans un sens diamétralement opposé à celui de M. Burlureaux : nous, praticiens, nous disons : Que faut-il faire? quelle ligne de conduite devons-nous suivre ?

M. Régis, voulez-vous nous dire si vous en faites une méthode thérapeutique systématique générale ou si c'est simplement un essai ?

M. L. Régis. — M. Cayla me demande : Sur quoi vous basez-vous pour appliquer ce jeûne ?

Je me base sur ce principe général de pathologie : pour que la maladie se développe, il faut un terrain organique préalable ; un terrain affaibli par les intoxications et les infections endogènes, originant des déchets, mal comburés, déchets accrus par toutes les causes de surmenage, qui rendent les humeurs peccantes, pour employer le terme des anciens.

Avant tout, pour pouvoir lutter contre la maladie, il me semble qu'il est logique de supprimer toutes les causes d'intoxications endogènes. Si vous mettez le malade au jeûne, vous supprimez la série des intoxications intestinales (dues à l'alimentation) qui sont des plus importantes. Si ensuite, vous administrez une purgation abondante au malade, vous le débarrassez de tous ces déchets gastro-intestinaux ; vous obligez le mouvement sanguin à être très actif et à charrier tous les principes toxiques et infectieux vers le rein et l'intestin qui les rejettent au dehors.

Cela est si vrai que si le Dr Guelpa avait eu le temps, il vous aurait rendu compte des examens du sang, d'urine et de fèces que nous avons faits dans son laboratoire ou fait faire par le Dr Barlerin. Vous auriez vu que durant sa cure, tous les principes organiques qui sont en excès ou en défaut tendent à la régularisation et que les éléments de défense s'accroissent ; c'est ainsi que les globules blancs augmentent d'une façon étonnante, et ce ne sont pas les vieilles formes qui augmentent, ce sont les jeunes, les mononucléaires ; le taux de l'hémoglobine s'élève aussi très rapidement.

Il me semble que si, dans un milieu aussi vital que celui du sang, les principes actifs augmentent quantitativement et qualitativement, il est certain qu'il y a une réparation évidente, plus même, un accroissement de vitalité de l'organisme. Quand on applique le jeûne, on doit se baser sur les examens d'urine et du sang et, pendant le traitement, suivre l'évolution des éléments constitutifs de ces liquides.

Les expériences de mon oncle sont au nombre d'une centaine, et ce qui se dégage de leur critique, c'est que les résultats bienfaisants apparaissent vers le 2e jour, et atteignent leur maximum d'intensité vers le 3e jour. C'est pourquoi, je pense que le jeûne doit durer trois jours, mais il peut se faire que chez certains malades, le résultat soit obtenu au bout de deux jours.

On ne peut pas dire que l'on imposera le jeûne et les purgations d'une façon générale, cela est indiscutable. Il sera toujours utile à titre préventif pour les gens qui ont une tendance à l'autointoxication comme les arthritiques et aussi les surmenés. En pathologie, il trouvera son indication dans bien des cas, ces cas seront même si nombreux que la cure du Dr Guelpa sera d'une fréquente application. Quant à sa durée, il faudra se baser sur les analyses du sang et des urines pour la déterminer d'une façon précise. Toutefois la clinique seule peut nous éclairer suffisamment en cette occurence.

M. ROESER. — En supprimant certaines glycosuries par le jeûne accompagné des purgations, M. Guelpa a montré le mode d'action de son traitement qui débarrasse l'organisme de déchets accumulés. Il ne produit pas le renouvellement des tissus dans le sens de remise à neuf, il agit même très peu sur les tissus et effectue plutôt un nettoyage du milieu qu'un *retapage* réel de la cellule, ce qui n'est d'ailleurs pas à dédaigner. En effet, la nutrition, par suite d'influences que nous n'avons pas à préciser ici, à de certains moments, se ralentit, et dans quelques cas même, où toutes les phases de la nutrition, assimilation et désassimilation, sont normales et bien équilibrées, il arrive que l'excrétion des matériaux usés ne se fait pas toujours avec toute la régularité désirable.

Dans les cultures du laboratoire, quand le ferment alcoolique reste au contact de l'alcool, produit excrémentitiel, malgré l'abondance de la solution sucrée, qui est en somme sa nourriture, son activité se ralentit, et au bout d'un certain temps de dépérissement, la mort survient. Pour guérir le ferment de cet état de souffrance, il suffit de le changer de milieu, de lui rendre un champ de culture neuf, simplement d'enlever l'alcool. Alors la cellule, débarrassée des causes extrinsèques d'affaiblissement, reprend sa vigueur, et la végétation continue.

Le renouvellement d'une notable quantité de matière vivante, très probable à la suite de la cure de M. Guelpa, n'infuserait pas à cette matière un dynamisme nouveau, ne lui rendrait pas les propriétés et l'activité des tissus jeunes. La cellule conserve son âge, mais délivrée des substances empêchantes, elle reprend sa liberté d'allures, elle est mise en état d'exercer sans entraves les transformations énergétiques dont elle est capable dans un milieu épuré. C'est en envisageant ce traitement sous cet aspect seul que je désire en signaler une application rationnelle, qui pourra devenir intéressante, quand l'expérience aura prononcé sur sa valeur, c'est-à-dire quand la pratique aura confirmé la théorie.

M. Metchnikoff attribue aux intoxications d'origine intestinale une grande part dans l'apparition de la vieillesse, et par conséquent de la mort. Selon lui, les toxines élaborées par les microbes dans le gros intestin sont les facteurs presque exclusifs de la déchéance sénile, et si cette déchéance, quoique précoce à son gré, ne se produit pas encore plus tôt, c'est que l'accumulation des poisons, tout comme celle du sucre dans les formes de glycosurie traitées par M. Guelpa, ne s'opère qu'avec le temps, et un temps encore assez considérable. Pendant des années, l'individu soumis à l'intoxication ne s'en aperçoit pas ; il est vrai que la jeunesse rend ses réactions plus vives et l'élimination ou la destruction des résidus de la vie plus faciles. Mais enfin, il arrive un moment où la puissance réactionnelle s'affaiblit, où la cellule reçoit les excitations avec indifférence et y répond sans empressement.

Nous savons aussi que dans la vieillesse, comparable en cela à l'arthritisme, non seulement l'influence des toxines se montre plus intense, mais que l'élimination plus lente des matériaux usés vient encore ajouter son action pernicieuse aux autres causes d'intoxication. Ces déchets embarrassent le fonctionnement de la cellule par leur accumulation, en même temps que leur composition chimique en fait des poisons.

De plus, les phagocytes, dont toute l'activité, pendant l'âge adulte, se dépense dans la suppression des éléments nuisibles à l'organisme, qui s'occupent avec une ardeur inlassable à faire disparaître les cellules malades ou mortes, les corps étrangers, les microbes et les toxines, une fois la vieillesse survenue, de défenseurs de la cellule vivante, se transforment en ennemis, et la dévorent.

Peut-être, malgré toute l'intelligence dont M. Metchnikoff veut les voir doués, dans leur logique encore rudimentaire, à l'exemple de l'ours de la fable, détruisent-ils la cellule pour la préserver des toxines qui l'envahissent. Quoi qu'il en soit de ce procédé de défense, il n'est pas à favoriser, et il devient utile de songer au dressage ou au remplacement de ces phagocytes, traîtres à leur fonction.

Si, à ce moment intervient la cure par le jeûne et les purgations, si on replace la cellule dans un milieu dans lequel ses aptitudes pourront se manifester librement et sans obstacles, n'est-il pas évident qu'on aura reculé l'époque d'apparition de la vieillesse et de la mort? Et si, en outre, on arrive à provoquer par ce moyen une leucocytose plus abondante, ne peut-on espérer que les leucocytes nouveaux consentiront à ne pas imiter les errements de leurs prédécesseurs, et ne s'attaqueront plus aux éléments sains de l'organisme?

Il est évident qu'il ne faut pas entreprendre ce traitement avec l'espérance téméraire de voir refleurir le printemps d'une jeunesse nouvelle. L'épuisement graduel de l'énergie vitale initiale ne permet pas un tel résultat. Mais on peut au moins compter sur une vieillesse normale, sans maladie, ni infirmité, surtout d'une durée bien plus prolongée, ainsi que le rêve M. Metchnikoff.

Dans ces conditions, la promesse de M. Guelpa : *renouvellement des tissus*, se trouvera justifiée en partie par la leucocytose, et *rajeunissement des fonctions*, par la facilité plus grande que rencontreront dans l'accomplissement de leurs fonctions les éléments anatomiques évoluant dans un milieu particulièrement favorable aux échanges vitaux.

M. BERTY-MAUREL. — Au cours de sa communication récente sur le jeûne méthodique, notre distingué collègue, M. Guelpa, nous a fourni de la faim et du rôle de l'aliment une conception nouvelle, un peu partout citée et qui appelle, semble-t-il, bien des réserves. J'en voudrais formuler quelques-unes, quitte à souligner ensuite l'opportunité réelle de l'intervention de notre collègue sur ce point un peu délaissé par les praticiens, non spécialisés dans la gastro-entérologie.

Vous vous souvenez, Messieurs, que M. Guelpa purge systématiquement ses malades pendant les trois jours consécutifs de jeûne qu'il institue. Or, en même temps que les évacuations copieuses qu'il obtient, ce que M. Guelpa a constaté presque toujours chez ses malades, c'est la disparition progressive de tous les malaises de la faim. Ce parallélisme l'a suffisamment intéressé et frappé pour qu'il ait cru pouvoir formuler cette audacieuse définition : « La faim,

c'est le cri de l'organisme infecté et intoxiqué »,
suivie de cette remarque non moins révolution-
naire : « Si l'aliment calme la faim, c'est que précisément son rôle le plus urgent est d'absorber les
poisons du tube digestif et de les entraîner au
dehors. »

Il faut bien avouer, Messieurs, que sous cette forme
absolue la pensée de notre collègue revêt une allure
franchement paradoxale et quelque peu simpliste
tout à la fois.

En demeurant sur le seul terrain de la clinique,
ce qu'il paraît légitime d'affirmer en opposition aux
idées de M. Guelpa, c'est que la faim, le désir plus
ou moins intense de l'aliment, à aucun moment ne
se désigne à nos yeux comme l'expression directe de
l'infection ou de l'autointoxication.

Le premier signe de l'infection, c'est l'inappétence
absolue, l'anorexie soudaine, insolite.

C'est le dégoût de l'aliment, la sensation de son
inutilité, de sa nocivité même, qui apparaissent tout
d'abord au grippé, au typhique par exemple, comme
l'indice non équivoque de leur état morbide. Par
contre, chez ce dernier, quand l'appétit vorace
vient succéder à l'hyporexie du début, n'est-ce point,
pour tous les praticiens, l'annonce de la défaite définitive de l'agent infectieux, le signe de la convalescence.

Chez les infectés chroniques, on constate des fai-
blesses, des défaillances. Mais les malades ne rappor-

tent point ces sensations au besoin de se nourrir. Ils n'ont pas faim.

Il en va de même pour l'autointoxication. Quand ses conditions réelles sont effectivement réunies, quand chez un individu, le rein se ferme, quand le foie devient insuffisant, quand la peau s'encombre, le tube digestif offre sa suppléance, il se transmue en organe éliminateur et l'anorexie progressivement s'installe. Il est vrai que, dans l'autointoxication mineure, mais continue, qui constitue en partie le syndrome arthritique, on trouve un grand nombre d'individus, tourmentés par la faim. Mais n'est-il pas un peu tendancieux d'affirmer qu'ils sont tels de par leur intoxication. Pour ne prendre que l'exemple du diabétique, est-ce que l'azoturie, et mieux encore, l'hyperexcitation digestive provoquée par le régime carné prépondérant ne sont pas des explications pour le moins aussi satisfaisantes que celle qui nous est offerte ?

Si donc l'exonération large et répétée du tube digestif supprime la sensation de faim, ce n'est point, semble-t-il, en éloignant l'infection et l'intoxication de l'organisme malade, mais très vraisemblablement par le mécanisme suivant : par le jeûne et la purgation systématique, M. Guelpa réalise au maximum le repos sensitif et la décongestion des organes digestifs.

Il assure l'évacuation hors de l'estomac des acides qui y naissent et y stagnent et qui sont des agents irritants, producteurs de réflexes mais non des toxiques au sens réel du mot. Or la présence de ces acides dans l'estomac est la condition *sine qua non* de la faim vive, durable. Tous les individus qui en sont largement pourvus sont d'ordinaires des hypersthéniques gastriques et pendant longtemps des affamés qui supportent très mal l'abstinence et même la simple réduction alimentaire. Évacuez ces acides ; s'ils se reproduisent ou s'il en reste des traces, évacuez-les à nouveau après les avoir dilués. Remplacez à chaque instant l'excitation acide de la muqueuse par le contact antagoniste d'une solution neutre ou alcaline et vous verrez toujours la faim diminuer, puis disparaître. S'il y avait un doute sur ce point, on pourrait le supprimer en ne se servant d'aucune drogue directement évacuatrice, mais en saturant simplement par des terres alcalines, les acides en question ; on verrait semblablement s'évanouir la faim et tous les malaises réflexes qui l'accompagnent. Mais il y a autre chose, Messieurs, et tous ceux qui ont lu Pawlow me comprendront ; il y a ceci : les conditions psychiques du jeûne médical et de la purge sont exactement l'opposé de celles qui déclanchent la sensation de faim.

L'absence d'image alimentaire, le verre de Janos substitué aux mets savoureux du repas, l'obligation que l'on s'impose de suivre le traitement sévèrement, la curiosité que l'on a de vérifier une expérience, sont les moyens les plus aptes à réaliser le repos fonctionnel d'un centre nerveux que nous avons l'habitude de solliciter pour le moins 2 à 3 fois par jour. C'est en réalisant la diète absolue des excitants physiologiques de la faim que M. Guelpa la supprime. C'est en décongestionnant ses centres digestifs, au profit de ses centres psychiques, qu'il arrive à pouvoir jeûner lui-même des jours entiers, tout en vaquant à ses occupations.

Quant à sa conception du rôle de l'aliment, je ne sais si M. Guelpa y tient beaucoup, mais elle paraît entachée du même vice que sa conception de la faim.

Assurément, la masse alimentaire effectue en progressant le long du tube digestif un certain drainage intestinal qui peut bien entraîner quelques résidus toxiques. Mais c'est là une action toute accessoire, que possède d'ailleurs à un bien plus haut degré la chasse biliaire antiseptique et péristaltogène.

Et maintenant, dirons-nous, par exemple, que la viande et le bouillon, ces toxiques, qui calment si merveilleusement la faim, y arrivent en désintoxiquant l'organisme?

L'aliment a un tout autre rôle que celui d'absorber les poisons du tube digestif, et surtout ce n'est point ainsi qu'il calme la faim. Il la calme, en tant que sensation locale, en utilisant chimiquement les acides normaux de l'estomac, si c'est un azoté, en lubrifiant les surfaces muqueuses et en les protégeant si c'est un gras, en pompant le contenu gasfrique à la manière d'une éponge, si c'est un herbacé ou un féculent.

Il la calme en tant que sensation générale, par les substances plastiques qu'il incorpore dans la nutrition, par l'énergie que dégagent ses éléments en se comburant. Il la calme encore par une sorte d'action tonique générale qu'il exerce en progressant d'une façon lente et continue tout le long du très long tube digestif.

Messieurs, ces réserves faites, il parait opportun, je crois, que cette question de la nature réelle de la faim ait été agitée à cette tribune. Elle méritait qu'on s'y intéresse. N'est-elle point l'une des faces de ce problème de la suralimentation qui préoccupe à juste titre tant d'esprits contemporains ?

On se suralimente pour bien des raisons, mais dont la principale est évidemment la sensation forte et renouvelée de la faim et la croyance à sa légitimité, à sa pleine normalité.

La faim, pour beaucoup de gens, est un signe de santé générale et une certitude de robustesse digestive. C'est là un préjugé qui n'est pas sans danger pour l'individu comme pour la race.

Il y aurait lieu de répandre cette idée, soulevée ici par Guelpa, à savoir : que ce que nous croyons être les besoins profonds de notre nutrition, n'est, le plus souvent, que l'expression de la routine fonctionnelle de nos organes ou de leur état d'hyperexcitabilité.

En niant la faim vraie qui existe, M. Guelpa a ramené nos esprits opportunément sur une réalité pathologique trop délaissée : la fausse faim, expression, elle, d'un état morbide véritable et élément capital à son tour dans l'établissement de nombreuses affections.

M. KLOTZ. — A l'appui de la communication de M. Guelpa, je viens citer un fait récent :

Observation de Mme X.., âgée de trente-quatre ans.

Antécédents personnels. — 5 enfants bien portants.

Tuberculose pulmonaire ayant débuté il y a quatre ans et guérie depuis deux ans.

Depuis plusieurs années, de l'entéro-colite, constipations et la malade ne pouvait presque plus rien manger de peur des migraines.

Depuis huit ans, je la soigne pour de la séborrhée grasse du cuir chevelu et depuis deux ans, elle suit à la lettre un traitement indiqué par le Dr Sabouraud. Jusqu'à ces derniers temps, deux jours après le lavage de tête, le cuir chevelu était aussi gras qu'avant le dégraissage.

Il y a trois semaines, cette malade a suivi la cure du Dr Guelpa et cela de la façon suivante :

Premier jour, une bouteille entière d'eau de Janos, les deux autres jours, chaque fois une demi-bouteille. Pas de nourriture, mais des tisanes et un peu de thé.

Ce traitement a commencé le 28 janvier. Le lendemain la malade avait déjà remarqué la sécheresse de son cuir chevelu. Aujourd'hui 28 février, la séborrhée grasse n'est pas encore revenue. Mais depuis le deuxième jour du traitement, cette personne présente [un pityriasis sec du cuir chevelu. La malade est tellement [heureuse de ce résultat qu'elle ne parle que de cela sans faire d'allusion à son intestin, qui lui aussi va à merveille depuis. Les migraines ne sont pas revenues.

Cette personne digère aujourd'hui très facilement des aliments qui n'auraient pu passer, il y a quelques semaines. Je l'ai renvoyée à M. Sabouraud qui a constaté lui-même l'amélioration considérable. Inutile de dire que Mme L., recommencera avec plaisir ce traitement à la première menace de séborrhée grasse.

M. GUELPA. — A la séance dernière, plusieurs objections furent formulées au sujet de ma communication sur le renouvellement des tissus et le rajeunissement des fonctions. Mon neveu, le Dr Régis, qui est à même de connaître la question autant que moi, n'a pas tardé à faire les réponses nécessaires. Je n'aurais par conséquent presque rien à dire pour donner satisfaction à mes argumentateurs. Mais fidèle au *repetita juvant*, je crois de mon devoir d'ajouter mes efforts pour le triomphe de ce qui me paraît être la vérité.

Je suis d'abord heureux de constater, dans l'argumentation de M. Lombard, notre accord au sujet de la conception des maladies et des idées capitales qui doivent nous guider dans leur traitement.

Je me permettrai cependant de n'être pas de son avis lorsqu'il dit que ma méthode ne semble pas revêtir un caractère général.

Il me paraît que c'est précisément le contraire, comme je crois en avoir donné un commencement de démonstration dans les nombreuses et différentes observations que j'ai eu l'honneur de vous présenter. L'application du jeûne et de la purgation dans les maladies est toujours un adjuvant très utile quand elle n'est pas la cause suffisante et capitale de la guérison. Ce n'est donc pas un traitement spécial à une affection.

Je constate aussi avec plaisir que M. Godlweski partage en général ma manière de voir sur les avantages du jeûne complété par la purgation. Mais en vieux praticien, il est sceptique sur l'acceptation de cette cure de la part des malades. Je crois qu'il a tort. Je peux dire, d'après mon expérience, que jusqu'à présent, elle a rencontré beaucoup moins d'opposition de la part des malades que de la part des médecins. J'ajouterai qu'au fond les malades sont beaucoup moins rebelles que nous ne le pensons, et qu'ils finissent presque toujours par suivre les prescriptions de leur médecin. Mais pour cela, il faut d'abord que le médecin soit lui-même bien convaincu de l'utilité de ce qu'il conseille.

M. Godlweski, contrairement aux idées retentissantes de M. Burlureaux, pense que la purgation, au lieu d'être un danger social, est une excellente méthode de traitement. Je n'ai pas besoin de dire que je partage complètement son opinion. Mais, où je me sépare de lui, c'est lorsqu'il accuse la diète d'avoir été le facteur de la mortalité très élevée qu'on avait jadis dans la fièvre typhoïde. Je suis certain qu'il y a dans cette affirmation une erreur profonde provenant ou de l'imparfaite observation des faits ou encore de leur plus imparfaite interprétation. Car les recherches sévères et concluantes faites à l'Hôpital Cochin démontrent mathématiquement que, dans la fièvre typhoïde, l'évolution favorable cesse régulièrement dès que le malade absorbe le moindre aliment, serait-ce même des bouillies ou du lait. Vous pouvez consulter les *Bulletins de thérapeutique* des années 1887 et 1889, et vous verrez un parallélisme entre la baisse du poids, l'élévation de température et l'aggravation de la maladie. En somme, complications possibles, et prolongation du processus morbide, dès qu'on veut alimenter le malade, quand la maladie n'est pas complètement guérie.

Dois-je répéter que c'est précisément de cette constatation si saisissante qu'est sortie l'idée qui m'a amené à établir la méthode qui fait l'objet de cette discussion ?

M. Cayla a formulé des objections nettes, auxquelles M. Régis a répondu, non moins nettement. J'interviendrai cependant, tout d'abord pour lui faire observer qu'il ne m'a pas lu, ou qu'il m'a bien mal lu. Je n'ai, en effet, jamais avancé que, pour guérir, il n'y a qu'à se purger. J'ai trop d'estime de cette haute assemblée, et assez de respect de moi-même pour n'avoir même pas la pensée d'avancer des assertions aussi peu scientifiques, aussi peu sérieuses.

En effet, au troisième paragraphe de la page 730 de notre *Bulletin*, je dis : « *La rénovation est un procédé de toute sûreté, lorsqu'elle est guidée par les analyses du sang et des urines, et elle assure le maximum d'effet aux indications thérapeutiques concomitantes* ». Il me paraît qu'il y a loin de cette affirmation, que je maintiens, à ce que me fait dire M. Cayla.

M. Cayla voudrait savoir jusqu'où on poussera le jeûne et que doit-on faire ensuite. Ici encore, je vais lui rappeler le premier paragraphe à la même page : *il n'y a absolument aucun inconvénient à pratiquer l'abstinence alimentaire totale pendant deux, trois, quatre jours et même plus, et on peut la répéter impunément plusieurs fois à la condition que tous les jours ou à peu près soit administrée une abondante purgation pour assurer la désinfec-tion intestinale.* Pour compléter cette réponse, je répéterai ce qui fait suite au précédent troisième paragraphe. *Il va sans dire que le succès ne sera pas toujours immédiat et définitif. Ce serait naïveté que de le penser. Je n'ai pas davantage la préten-tion de pouvoir obtenir la réparation des lésions organiques. Mais si on sait être énergique au début, si on insiste ensuite par intervalles de plus en plus espacés sur cette gymnastique des fonctions nutri-tives, on a la satisfaction d'assister au relèvement progressif et rapide de l'état général, et plus tard à la disparition complète et durable des manifes-tations morbides fonctionnelles.*

Je me permettrai enfin de répondre, parce que principal intéressé, à la dernière question que M. Cayla a adressée à M. Régis, c'est-à-dire si je faisais de mon traitement une méthode thérapeu-tique, systématique et générale, ou simplement un essai. Il me paraît que le nombre des observations que j'ai présentées et que, aujourd'hui, je pourrais compléter par un nombre presqu'égal d'autres, tou-jours variées, dit suffisamment qu'il s'agit bien d'une méthode thérapeutique générale, et non sim-plement d'un essai.

Si j'ajoute que cette méthode a germé dans mon esprit depuis près de vingt ans, que je l'ai expéri-mentée, contrôlée petit à petit, pendant tout ce temps de ma vie médicale, M. Cayla comprendra pourquoi les faits que j'ai étudiés permettent mes affirmations, et m'autorisent à avancer sans crainte de contradictions sérieuses que plus on applique cette cure, et plus on reste étonné des effets, qui dépassent tout ce qu'on peut imaginer.

Je viens maintenant à l'argumentation de M. Roubinovitch, qui a paru porter les coups les plus impressionnants et décourageants à la thèse que je soutiens. Heureusement que ses arguments ne portaient qu'à faux ; et cela parce que très probablement notre collègue n'a pas eu le temps de parcourir ma communication avant de prendre la parole. J'ai à constater dans ses objections plusieurs erreurs presque inévitables pour ceux qui, en cette question, raisonnent encore avec les préjugés, officiels si vous voulez, mais non moins réels. Je tiens doublement à rétorquer les arguments qui me sont opposés parce qu'une affirmation erronée venant d'une autorité si appréciée que celle de M. Roubinovitch a une portée trop grande et peut créer un préjudice social trop dangereux et longtemps persistant dans l'opinion publique.

M. Roubinovitch se base, pour contester l'utilité de ma cure dans les maladies mentales, sur le fait que la diète que s'imposent volontairement certains de ces malades donne des résultats régulièrement détestables à tous les points de vue. Je suis loin de contredire ces faits. Mais je ferai observer à M. Roubinovitch que le point capital de ma thèse repose sur la désintoxication de l'organisme par *la diète inséparable de la purgation abondante*. Or, les malades dont il parle ne font par leur abstinence pathologique que multiplier leur intoxication. Ils ne mangent pas, ils n'ont pas les évacuations habituelles, et réalisent donc un surcroît d'intoxication de leur organisme. Ils subissent donc fatalement les conséquences de cette intoxication. Leur maladie, au lieu de décroître, dans ces circonstances, ne peut que s'aggraver.

Comme vous voyez, l'objection de M. Roubinovitch ne porte en aucune façon atteinte à ma thèse ; elle ne peut que la consolider, je l'en remercie.

M. Roubinovitch ajoute que chez ces malades, on constate un état saburral des voies digestives qui oblige à leur imposer des purgations répétées qui déterminent, d'après lui, une déperdition tissulaire cause de cachexie et de mort. Je conteste cette conclusion, complètement illogique, et je ne peux m'empêcher de lui poser franchement la question s'il ose soutenir que c'est la purge qui cause la déperdition des forces avec sa conséquence : la mort. Pour moi, je ne crains pas d'affirmer de la manière la plus décisive que ce qui détermine la cachexie chez les malades de M. Roubinovitch, c'est la même cause qui détermine l'état saburral de leurs voies digestives, c'est-à-dire l'infection et l'intoxication. J'ajoute que si l'évolution de la maladie continue et même se précipite, cela dépend en partie de l'insuffisance et du retard de la désintoxication. Je ne crains pas de prédire à M. Roubinovitch que, partant de cette vérité, on ne tardera certes pas, en pratique psychiatrique et neurologique, à modifier la règle alimentaire qu'il vient de nous exposer.

Pour étayer les affirmations précédentes, j'ai recours à deux observations que vous connaissez déjà, et en une troisième qui n'est pas moins probante.

Dans la première, il s'agit, comme vous savez, d'une dame atteinte depuis près d'un an de profonde neurasthénie avec idées obsédantes, découragement et pleurs à tout moment, quoique avec conscience de son erreur. Mme B., notre malade, a suivi avec plus ou moins de bénéfice différents traitements. Mais s'étant refusée à l'isolement, la persistance et davantage l'aggravation même des conditions morales pathogéniques rendaient la guérison presque impossible. J'ai voulu voir si la cure de désintoxication pourrait aider au rétablissement de cette pauvre malade. Après deux périodes de cure, le résultat commençait à laisser bien espérer. Les globules rouges étaient montés d'un million et plus, les blancs de plus de mille ; et tandis que les polynucléaires descendaient de 77 à 58 p. 100, les mononucléaires montaient de 20 à 36.

La malade avait pu passer deux jours sans larmes, et reprendre un peu de distraction au travail. Je lui avais même fait exécuter pendant quelques jours avec succès l'exercice de l'écriture conseillée ici par notre cher collègue, M. Bérillon.

Malheureusement, des peines réelles répétées sont venues enrayer la marche favorable du traitement. Alors je l'ai engagée fermement à changer de milieu. Ce qu'elle fit en entrant dans une maison de santé, où elle se trouve encore en ce moment, guère améliorée.

La deuxième observation a trait à une dame de cinquante-quatre ans, qui, après un précédent léger avertissement et quelques maux de tête, fut prise brusquement d'hémiplégie droite avec aphasie presque complète. Je l'ai soumise sans retard à la cure de privation et de purgation pendant trois jours, répétée après un intervalle de deux jours, pendant lesquels je lui avait permis un litre de lait. Il n'y avait pas d'albumine dans ses urines, elles avaient une densité moyenne ; j'ajoute cela pour qu'on voie bien qu'il ne s'agissait pas de manifestations urémiques.

L'amélioration se manifesta dans les premiers jours, et la guérison était presque complète quinze jours plus tard. Il fallait savoir que Mme R. avait été si sévèrement atteinte pour dépister une minime manifestation soit de la parole, soit dans la fermeté de la poignée de main. Un mois plus tard, elle revint me voir parce qu'elle se sentait la tête un peu lourde, et qu'elle éprouvait une sensation de fatigue. J'ai mesuré sa pression artérielle avec l'appareil de

Potain. Elle marquait 25. Je l'ai engagée vivement à reprendre la cure, qu'elle devrait répéter de temps en temps. Dès le deuxième jour, la pression était descendue à 16°, et l'état général est revenu immédiatement normal.

J'ai revu la malade ces jours-ci. Elle se porte bien. La tension artérielle est normale et rien n'autorise à penser que cette malade avait une hémiplégie avec aphasie très prononcée, il y a deux mois environ.

Mme Th., de Noisy-le-Sec, dont vous me pardonnerez de répéter l'observation, est habituellement une personne très calme, très réfléchie et passionnée au travail. Mère de deux enfants, elle a marié sa fille il y a quelques mois. Le chagrin de la séparation a influé profondément sur son état mental, et elle est tombée dans une tristesse inconsolable. Elle pleure sans cesse et se laisse aller au désespoir, persuadée qu'elle était de ne pas survivre à tant de chagrin. Elle est dans cet état depuis plus d'un mois.

C'est dans ces conditions qu'elle me fut amenée par son mari tout désolé. L'examen le plus soigné ne m'a indiqué aucune cause spéciale de cette pénible modification morale. Je n'ai constaté d'anormal que la langue épaisse et sale avec haleine un peu fétide, et un fonctionnement défectueux des organes digestifs.

Pour vaincre sa prétendue faiblesse et pour combattre l'anémie cérébrale, dont la malade se croyait atteinte, elle se forçait à manger et mangeait plus que d'habitude. Aussi après les repas, elle avait la face congestionnée et de la difficulté à s'appliquer à ses occupations.

Malgré certains précédents étiologiques, qui pouvaient justifier quelques inquiétudes, je n'ai pas craint de soumettre cette malade à la cure de désintoxication, persuadé que si je ne parvenais pas à la guérison complète, j'obtiendrais à coup sûr au moins l'amélioration des fonctions digestives. En effet, après une première périodes de trois jours, le grand chagrin de la malade était presque disparu et les larmes avaient cessé. Après une deuxième période, la malade a recouvré sa bonne santé. Je l'ai engagée à manger très sobrement et à répéter la cure de temps en temps.

Je pense que ces trois observations (je n'ai pas eu d'autres malades de cette catégorie à soigner) prouvent suffisamment que les craintes de M. Roubinovitch sont exagérées et que la diète inséparable des purgations, loin d'être régulièrement suivie de résultats détestables à tous les points de vue, comme il le déclare, peuvent au contraire contribuer largement à la lutte efficace contre ces maladies généralement abandonnées à la thérapeutique des bras croisés.

Au sujet de la communication de M. Roeser, je constate avec plaisir que nous avons la même conception des maladies et des conditions favorables pour les prévenir et pour les combattre. Je ne peux que le remercier de l'appui de sa grande autorité.

M. Berty-Maurel, dans une argumentation suggestive, s'est efforcé de démontrer que ma conception de la faim est par trop audacieuse et franchement paradoxale et quelque peu simpliste à la fois. J'ai lieu d'être surpris qu'il trouve par trop simpliste mon interprétation de la faim. Que devrais-je donc dire de lui, qui voudrait simplifier encore plus ma conception, en réduisant la faim à une question de quantité d'acide dans l'estomac?

Je suis loin de contester que ces produits acides ne puissent contribuer à la manifestation de la faim. Mais je ne vois vraiment pas la raison justifiée de cette limitation de la détermination de la faim.

Il est vrai que M. Berty-Maurel base son affirmation sur le fait, qu'en évacuant ou diluant les acides de l'estomac, ou bien saturant simplement avec des terres alcalines le contenu de l'estomac, on prévient ou on supprime la faim et tous les malaises qui l'accompagnent. Je ne lui conteste pas ce fait, mais je me permets de lui faire observer qu'il serait certainement en peine de prouver que cette intervention ne détruit ou ne neutralise seulement que les acides et pas d'autres produits nuisibles.

Ce qui reste indiscutable, c'est qu'en débarrassant le tube digestif de son contenu, la faim disparaît. La purgation réalise cet effet et a en plus l'avantage très important d'assurer l'amaigrissement nécessaire pour le renouvellement des tissus.

De cette constatation découle aussi indiscutable la preuve que la faim n'est pas, comme on l'a toujours enseigné en physiologie, le cri de l'organisme qui a besoin de réparer ses pertes. Je crois qu'en cela, je me trouve d'accord avec M. Berty-Maurel. C'est une grande erreur de physiologie qu'il valait la peine de relever.

Pour ce qui est de son explication négative de la la faim sous l'influence de l'intoxication, je suis obligé de faire observer à notre collègue qu'il a été induit en erreur par la confusion qui s'est faite dans son esprit entre intoxication du système digestif et autointoxication générale.

Les manifestations d'infection qu'il invoque pour combattre ma conception de la faim sont toutes des manifestations d'intoxication générale ; tandis que je n'ai pas manqué de préciser dans mon travail que la faim est l'expression de l'*intoxication dans le système digestif*. Car, dès que ces intoxications ont franchi cette limite, elles ajoutent et provoquent une autre sensation, la soif, qui à son tour est l'expression, le cri de l'organisme gêné par les intoxications qui, irritant les humeurs en circulation, n'entravent pas encore le fonctionnement des organes. Mais ici, je m'arrête, parce que nous entrons dans une question nouvelle, dont j'ai l'intention de vous entretenir plus tard.

M. Berty-Maurel me conteste aussi le bien-fondé de ma conception du double rôle de l'aliment. Il ne croit pas que la désintoxication du contenu gastro-intestinal fasse partie de sa fonction, et il pense le démontrer avec l'exemple du bouillon et de la viande. La moindre logique prouve que cette ingestion, au lieu d'être une infirmation, est précisément la confirmation de ma thèse. En effet, la quantité de viande et de bouillon qui arrive dans le tube digestif fournit à l'intoxication qui commence à se manifester l'élément absorbant et diluant nécessaire pour sa neutralisation temporaire. Cela ne diminue en rien l'importance de l'action complémentaire de la chasse biliaire antiseptique et péristaltogène. Ces deux actions et d'autres que nous oublions se complètent pour assurer la désintoxication nécessaire au fonctionnement régulier de l'organisme.

Je crois avoir répondu à toutes les argumentations importantes qui ont été faites à ma communication sur le *renouvellement des tissus et le rajeunissement des fonctions* ; et après cette importante discussion ma thèse reste debout complétée, agrandie par la valeur de mes argumentateurs.

M. BERTY-MAUREL. — Messieurs, la discussion sur la communication de M. Guelpa paraissant close, je m'en voudrais de solliciter longtemps encore l'attention de la Société sur un sujet à peu près épuisé.

Cependant, je dois une réponse à M. Guelpa, qui a bien voulu commenter assez longuement les objections que je lui avais présentées sur sa conception de la faim et du rôle de l'aliment. Je ferai donc cette réponse aussi brève que possible.

Vous vous rappelez, Messieurs, les formules de notre collègue : La faim, c'est le cri de l'organisme infecté et intoxiqué.

Le premier rôle de l'aliment est de désintoxiquer l'organisme, c'est par l'exercice de cette fonction qu'il apaise la faim.

Ce sont, Messieurs, ces propositions que je me suis permis de trouver audacieuses, paradoxales et un peu simplistes tout à la fois. M. Guelpa ne saurait contrevenir aux deux premiers termes, mais pour le troisième, il s'en déclare surpris et estime, qu'en réduisant à mon tour la faim à une question « d'acides dans l'estomac », j'ai fait preuve d'une tendance bien autrement simplificatrice.

Je répondrai, Messieurs, que je n'ai jamais prétendu que la faim fût *uniquement* affaire d'acidité stomacale. J'ai dit et je persiste à croire, comme tant d'autres, que la faim est une sensation à départ gastrique et que la présence d'acides dans l'estomac demeure la condition *sine qua non* de son apparition et de sa persistance. La clinique nous montre quotidiennement l'action prépondérante de ces acides dans l'établissement de la sensation qui nous occupe.

Ne pouvons-nous pas créer *momentanément* l'appétit même violent, de toutes pièces, chez un hypoacide par l'adjonction d'acide chlorhydrique ou phosphorique dans sa poche gastrique?

Par contre, quel est celui d'entre nous qui n'a pas observé l'effet sédatif des poudres alcalines ou alcalino-terreuses chez les estomacs qui crient famine?

A ce propos, M. Guelpa prétend que je serais bien en peine de prouver, en tout cas, que par la saturation alcaline l'on neutralise seulement les acides et non pas d'autres produits nuisibles — toxiques.

Je répondrai qu'il me parait difficile de neutraliser autre chose que des acides avec des alcalins.

Je répondrai encore ceci : la faim n'apparait jamais, bien que puissent subsister, chez des sujets en état d'hypoacidité stomacale franche, toutes les autres causes d'intoxication qui, au dire de notre collègue, seraient les véritables incitatrices de cette faim.

En ce qui concerne le rôle désintoxicateur de l'aliment, j'avais posé cette question à M. Guelpa : la viande, le bouillon, ces toxiques, qui calment si merveilleusement la faim la plus vorace, faudra-t-il admettre qu'ils y arrivent par une action proprement désintoxicante ? M. Guelpa trouve que c'est l'évidence même et que jamais objection ne confirma mieux sa thèse. « En effet, dit-il, la quantité de viande et de bouillon qui arrive dans le tube digestif fournit à l'intoxication qui commence à se manifester l'élément absorbant et diluant nécessaire pour sa neutralisation temporaire. » Mais qu'est-ce donc en définitive que cette neutralisation et si, par hasard notre collègue appelait ici désintoxication l'utilisation physiologique du contenu gastrique par les aliments que je cite, n'y aurait-il pas lieu de lui rappeler que son terme n'est plus adéquat et peut prêter à l'équivoque ?

M. Régis nous a dit, Messieurs, que la communication de son oncle contenait une théorie nouvelle de la faim et du rôle de l'aliment. Il m'a personnellement semblé que l'on pouvait avantageusement s'en tenir aux données depuis longtemps classiques et à celles qu'élabore chaque jour la science physiologique. Je me suis permis de le lui dire, un peu longuement peut-être, ce dont je m'excuse.

M. Guelpa. — Empêché par des questions de famille de faire en temps, pour sa publication dans les Bulletins de la Société, la réponse que comportait l'argumentation de M. le D⁣ʳ Berty-Maurel, je profite de l'occasion de cette publication pour réparer ce silence.

D'abord, je regrette que M. Berty-Maurel persiste à vouloir m'attribuer une allégation erronée que je n'ai ni pensée ni exprimée. En effet, je n'ai jamais dit ni écrit que la faim est le cri de l'organisme infecté et intoxiqué. Ce que j'ai affirmé, par contre, c'est que la faim est le cri de l'organisme gêné par l'intoxication et par l'infection qui siègent *dans le système digestif*. Il me paraît que la différence est capitale. Aussi étais-je parfaitement en droit d'objecter à mon collègue qu'il a été induit en erreur par la confusion qui s'est faite dans son esprit entre autointoxication générale et intoxication du système digestif. Je m'étonne donc qu'il persiste dans cette erreur.

Pour ce qui concerne l'importance des acides comme facteurs de la faim, je suis loin de nier la chose. Mais je suis obligé de faire observer à M. Berty-Maurel qu'il exagère lorsqu'il affirme que la présence des acides dans l'estomac demeure la *conditio sine qua non* de l'apparition et de la persistance de la faim : et que son exagération est plus grande encore lorsqu'il ajoute que la faim n'apparaît jamais chez des sujets en état d'hypoacidité stomacale franche.

Pour faire ressortir ce que, à tort, contiennent d'absolu les propositions de notre collègue, je vais simplement reproduire ici un passage de l'article *faim* du dictionnaire de Dechambre, passage tout à fait adapté à cette discussion.

« Quant à la théorie qui suppose que la sensation de la faim est due à l'irritation de la muqueuse par le suc gastrique, elle tombe d'elle-même devant ce fait que le liquide qui s'écoule par la fistule gastrique d'un animal est à peine acide, quelquefois neutre, ou même alcalin quand l'estomac est vide, tandis que le liquide extrait de l'estomac plein offre une réaction fortement acide (Schiff). Il n'est donc pas raisonnable de vouloir expliquer la sensation de la faim par l'action d'un liquide qui n'agit que lorsque l'estomac est plein. »

J'ai donc raison de répondre à M. Berty-Maurel qu'il avait tort de prétendre que la présence des acides est *conditio sine qua non* de l'apparition et de la persistance de la faim.

Je pense qu'il est préférable de se montrer plus réservé dans nos affirmations, et de nous borner, pour le moment, à affirmer le fait, absolument incontestable, que la faim disparaît quand on débarrasse le tube digestif de son contenu. Ce qui nous autorise à ajouter le corollaire aussi incontestable que c'est une erreur de la physiologie de faire consister la faim dans la sensation du besoin de l'organisme de réparer ses pertes. Car si cela était vrai, la faim devrait augmenter au lieu de disparaître après une première, et plus encore après une deuxième purgation.

Enfin, au sujet du rôle désintoxicant de l'aliment M. Berty-Maurel m'attribue encore une pensée que je n'ai pas eue, ni écrite. Jamais je n'ai eu, même par hasard, l'intention d'appeler désintoxication l'utilisation physiologique du contenu gastrique. Il n'y a donc pas lieu d'avancer que mon terme n'est plus adéquat, et qu'il peut prêter à l'équivoque. J'ai dit qu'il est très compréhensible que la viande et le bouillon introduits dans l'estomac aillent absorber et diluer les produits intoxicants, cause de la faim ; une partie de ces aliments, chargés de ces produits toxiques, concourant à former le bol fécal, tandis que l'autre va continuer sa pénétration réparatrice dans l'organisme. La faim disparaît alors, jusqu'à la reproduction d'un excédent de produits toxiques dans le tube digestif.

Après cette explication, ai-je besoin de faire observer à M. Berty-Maurel que, contrairement à sa manière de voir, il serait illogique de s'en tenir aux données depuis longtemps classiques de la physiologie, qui, dans la question actuelle, est en contradiction avec les faits les plus évidents ?

ZONA GRAVE ET D'UNE BRONCHITE ANCIENNE

PAR LA CURE DE DÉSINTOXICATION

Chers collègues,

Vous savez combien le zona est parfois douloureux, combien son évolution est longue, et rebelles les névralgies, qui souvent persistent après sa disparition. Ayant eu ces derniers jours l'occasion d'en soigner un cas assez grave avec un succès relativement rapide, je ne crois pas inutile de vous en parler aujourd'hui.

Il s'agit d'une dame R..., âgée de 58 ans, atteinte de bronchite plus ou moins intense depuis plus de trente ans. Cette bronchite était à peu près disparue pendant trois mois, il y a une quinzaine d'années, et fait curieux cette disparition coïncide avec une appendicite non opérée. Mais, quelque temps après le retour à la vie habituelle les manifestations broncho-pulmonaires avaient repris de plus belle, au point de l'empêcher de sortir de ses appartements pendant plusieurs mois de l'année, elle était souvent en proie à de longues crises de suffocation parfois très pénibles.

Comme ses sœurs et un neveu, qui avaient habité avec elle, étaient morts de tuberculose, il était admis par l'entourage et par la malade que l'affection, dont elle souffrait sans interruption malgré de nombreux traitements, était également de la tuberculose.

Il y a quelques années, ayant eu l'occasion de voir une fois cette malade à ma consultation, j'avais constaté une forte congestion des sommets avec râles abondants dans toute la poitrine. Ces constatations me disposaient de premier abord à admettre les diagnostics précédents, qui, cependant, auraient eu besoin d'être contrôlés par des examens et des analyses ultérieures.

Je n'avais plus revu la malade depuis plusieurs années lorsque, il y a quelques jours, on me fit appeler parce qu'elle éprouvait de fortes souffrances au cou. Effectivement, toute la partie droite du cou et l'épaule du même côté étaient sur un fond très hyperémié, couvertes d'un semis de vésicules d'aspect perlé de petite dimension, occasionnant une brûlure insupportable. Jamais dans ma pratique médicale je n'avais observé un zona aussi étendu. L'éruption occupait toute la moitié droite, en commençant de la nuque, du lobule de l'oreille et de la joue correspondantes jusqu'au milieu du dos, toute l'épaule et le haut de la région thoracique. La fièvre était vive et une toux intense dont les efforts provoquèrent des exacerbations douloureuses rendait la respiration doublement pénible.

En présence d'un état si douloureux, fort des résultats obtenus dans plusieurs cas d'érysipèle, dont je vous parlerai un autre jour, j'ai engagé ma malade à se soumettre énergiquement à la cure de désintoxication que j'ai eu l'honneur de vous exposer au sujet de la cure du diabète. Elle se résume, comme vous le savez, dans la privation totale d'aliments pendant des périodes de 2, 3 à 4 jours, complétée par la purgation journalière pendant la même durée. Ce qui fut exécuté de la façon la plus prompte et la plus ponctuelle, malgré l'aggravation de la maladie pen-

dant les premières vingt-quatre heures. Le résultat ne
tarda pas à devenir encourageant. Dès le deuxième jour
la sensation de brûlure commença à s'atténuer, pour disparaître au troisième. Comme traitement local, on n'avait
fait que des applications de poudre d'amidon.

Mais un avantage bien plus grand était réservé à ma
malade. Sa toux si rebelle depuis tant d'années avait aussi
disparu. A l'examen de la poitrine on ne constatait plus
trace de lésion ancienne ni récente. De plus, après quelques répétitions de la cure, l'état général s'était si profondément et heureusement modifié que la souplesse des
articulations, la facilité des mouvements et la clarté de la
pensée étaient revenues comme aux meilleures années de
sa vie. En moins de deux semaines toutes les croûtes
étaient complètement tombées, et les accidents broncho-
pulmonaires n'ont jamais plus reparu.

La seule manifestation de la maladie qui continua à
persister, fut une névralgie profonde du cou, plutôt gênante
que vraiment douloureuse, et contre laquelle j'ai répété la
cure de désintoxication en y ajoutant l'application de cou-
rants continus.

Pour compléter cette observation, il est bon d'ajouter
qu'avant l'explosion de la forte éruption zoostérienne du
cou, une petite éruption composée d'une dizaine de vésicules brûlantes était apparue huit jours plus tôt au creux
de la main droite. Cette éruption, qui s'était évanouie
toute seule, avait fait place quelques jours après à la
crise angoissante pour laquelle on avait demandé mon
intervention.

L'examen des faits que je viens de vous exposer
sommairement suggère quelques réflexions intéressantes qui me paraissent mériter une attention particulière.

Sans parler du fait exceptionnel de ce vaste zona du cou, précédé huit jours auparavant d'un petit zona au creux de la main, on est frappé d'abord de ce qui s'est passé chez notre malade, lorsqu'elle souffrit, il y a une quinzaine d'années, de son appendicite. En effet, la toux pénible constante et très ancienne avait disparu pendant près de trois mois, à la suite du traitement et de la diète inhérente à cette maladie.

Il est probable que si ma malade avait été réellement atteinte de tuberculose, ses manifestations n'auraient cessé, ni totalement, ni si rapidement. La toux avait donc une autre cause.

Il en est de même actuellement où toutes les manifestations broncho-pulmonaires se sont évanouies après trois jours de régime de privation totale, complété par la purgation répétée. Ceci ajouté au fait précédent nous permet, je crois, de conclure de la façon la plus formelle que la congestion broncho-pulmonaire, la toux et la suffocation n'étaient pas d'origine bacillaire, mais d'origine essentiellement toxique alimentaire.

Cette interprétation nous met tout à fait à notre aise pour expliquer la cause, l'évolution et la guérison des graves accidents de ma malade, et confirme la conception que nous avons depuis longtemps, que l'hydroa febrilis, l'herpès préputial, le conjonctival et le zona-zoster ne sont au fond que le même processus morbide variant seulement de degré et de localisation, et qu'ils sont toujours l'expression d'une intoxication névrétique d'origine alimentaire.

D'où la conséquence thérapeutique de la nécessité de la désintoxication rapide et profonde de l'organisme, pratique déjà employée habituellement avec succès dans l'hydroa et dans l'herpès préputial.

Cette observation confirme aussi la très grande influence des intoxications alimentaires dans la détermination des désordres broncho-pulmonaires, surtout forme congestive et dyspnéique, comme l'a depuis longtemps démontré notre ancien Président, le Dr Huchard.

Me basant sur cette conception, depuis de nombreuses années, je me préoccupe de moins en moins de la thérapeutique locale dans les processus thoraciques, et avec des résultats toujours heureux je dirige mon intervention contre les intoxications provenant de l'appareil digestif. Et cette intervention a atteint son maximum de puissance et de rapidité, lorsque je l'ai réalisée par la privation absolue d'aliments complétée par la purgation dans les conditions scientifiques que j'ai développées dans mes précédentes communications. (*Société de Thérapeutique*, novembre 1909).

LA

DÉSINTOXICATION EN OPHTALMOLOGIE

Chers collègues,

Dans une communication que j'ai eu l'honneur de vous faire en décembre 1908, j'avais relaté parmi plusieurs observations la mienne propre. Je relevais, s'il vous en souvient, la désolante persistance des pénibles inconvénients visuels, dont je souffrais depuis quatre ans malgré les soins dévoués de nos spécialistes les plus distingués. Ces troubles étaient caractérisés par une sensation douloureuse de tension, de pesanteur et de chaleur aux yeux, avec brusque larmoiement, qui m'obligeait à suspendre précipitamment la lecture au bout d'une dizaine de minutes, quitte à la reprendre cinq à dix minutes après, mais toujours en des conditions également pénibles.

Au cours d'études faites sur moi-même au sujet de la désintoxication de l'organisme par la purgation et par la diète absolue des aliments, j'ai eu le bonheur, à la suite d'un amaigrissement de plus de 10 kilogrammes, de voir se produire avec le rétablissement parfait de l'état général, la plus heureuse modification dans l'état de ma vision. Depuis ce temps (près de deux ans) je travaille avec la plus grande facilité jusqu'à des heures très avancées de la nuit, sans que la moindre souffrance oculaire m'oblige à abandonner la lecture.

Après avoir cité encore les cas de trois autres malades qui avaient obtenu une grande amélioration de leur fonction visuelle par la cure de désintoxication, j'ajoutais qu'en réfléchissant à ces résultats, je ne serais pas étonné qu'une cure sérieusement pratiquée et suffisamment répétée ne parvienne à produire les plus heureux effets dans les affections oculaires à forme congestive, voire même dans le glaucome, surtout à ses débuts. Et je faisais appel aux collègues ophtalmologistes pour qu'ils voulussent bien vérifier cette conception, dont la réalisation ne pouvait présenter aucun danger et qui assurerait au moins quelques avantages si elle ne parvenait pas à entraîner une guérison radicale.

J'ai eu la chance que cet appel fût entendu par un savant oculiste de Bourges, M. le Dr Leprince, à qui nous devons déjà les étonnantes applications de rayons X intermittents dans certaines affections oculaires. Mes prévisions se sont réalisées au delà de ce que je pouvais espérer.

Le 27 septembre notre confrère m'écrivait : « Je me fais un plaisir de vous adresser 11 observations résumées de malades que j'ai soumis à la cure de purgation et de diète. J'aurais pu vous en communiquer une vingtaine ; mais les autres, certainement guéris, n'ont pu être revus par moi, et je ne puis en conséquence être affirmatif. »

En décembre il m'envoyait deux autres observations et j'avais, ces jours derniers, le plaisir de recevoir de vive voix la confirmation que les résultats annoncés ne s'étaient pas démentis par la suite.

Ces treize observations peuvent être réparties en trois groupes : un groupe comprend cinq cas d'hémorragie oculaire, parmi lesquels il y a une guérison complète et trois grandes améliorations, presque guérisons ; le cinquième malade n'obtint qu'un très petit avantage parce qu'il ne voulut suivre qu'une seule fois le traitement, et encore pas plus de deux jours. Le deuxième groupe est constitué par deux cas de glaucome : l'un grave, très amélioré d'abord avec grande diminution du trouble de la vision et abaissement de la pression artérielle de 25 à 19, complété plus tard par l'iridectomie dans les meilleures conditions ; et l'autre assez léger, mais complètement guéri. Enfin le dernier groupe comprend six cas, qui avaient pour substratum le diabète. Ils ont été suivis de quatre guérisons définitives et de deux améliorations. Le résultat incomplet dans ces deux derniers cas est dû uniquement au fait que les malades n'ont pas voulu se soumettre à la répétition et à la durée de la cure nécessaires.

Voilà en détail ces différentes observations, telles que M. le Dr Leprince les a résumées :

OBSERVATION I. — M. C., quarante-neuf ans, fut atteint à Pâques 1909 de kérato-iritis rhumatismale et traité par l'atropine.

Je vois le malade pour la première fois le 11 mai.

Diagnostic kérato-iritis. Iris trouble congestionné se dilatant mal par l'atropine.

Traitement : Atropine, tampons chauds, aspirine à l'intérieur.

14 mai. Hémorragie de la chambre antérieure, œil très congestionné, quelques douleurs de tête, tension artér. = 21.

Traitement : continuer l'atropine et les tampons chauds.

15 mai, une bouteille d'eau de Janos.

16, une demi-bouteille.

17, une demi-bouteille.

Diète absolue pendant ces trois jours.

18, mieux sensible

21, l'iris et la conjonctive sont décongestionnés, la vue est moins trouble, — tension = 19

26, rechute, l'œil est un peu plus rouge. Je prescris une deuxième cure de trois jours les 27, 28, 29 mai.

Le malade revu le 1er juin est guéri.

OBSERVATION II. — M. R., cinquante-huit ans. — Hémorragie intra-oculaire de l'œil droit ; impossibilité de lire de cet œil.

24 mai. Analyse de l'urine ; trace d'albumine, urobiline abondante et indican en quantité excessive, présence anormale de diverses substances phénoliques accusant des fermentations intestinales très intenses, pas de sucre, présence d'oxalate de calcium.

Traitement : pilocarpine par l'œil.

Cure les 25, 26, 27 *mai*.

4 *juin*. Analyse : plus d'albumine, plus d'indican, augmentation des chlorures (8.30 au lieu de 6,73), demi-ration de l'acide phosphorique (1,80 au lieu de 2,66).

La vision est plus nette, et la résorption de l'hémorragie presque complète.

OBSERVATION III. — M. J., quarante-cinq ans. Hémorragie intra-oculaire de l'œil gauche, ayant débuté le 27 *juin* et en ayant en l'espace de huit jours aboli complètement la vision. Fond de l'œil inéclairable.

Jusqu'au 22 juillet le traitement a consisté en onguent napolitain. KI et injections sous-conjonctivales de cyanure de mercure.

22 *juillet*. Tension artér. = 19.

Les 22, 23. 24, cure.

29 *juillet*. La vision commence à s'améliorer, le malade distingue les mouvements de la main, nombreux flocons du vitré, à travers lesquels on aperçoit la rétine, la tête semble moins lourde, amélioration générale.

Jusqu'au 10 septembre le traitement a consisté en KI, et j'ai fait suivre au malade trois autres jours de cure.

12 *septembre*. L'amélioration est considérable, et le malade peut être considéré comme presque guéri.

OBSERVATION IV. — Mme C., soixante-quatre ans. Hémorragie intra-oculaire de l'œil droit en octobre 1908, traitée par les injections sous-conjonctivales. La malade tombe en janvier dans l'escalier de sa cave; et depuis cette époque perd complètement la vue de l'œil droit (atrophie optique), grippe en février 1909.

25 *juillet*. État général mauvais, étourdissements, maux de tête. OEil gauche, vision trouble, crainte de congestion.

Cure les 27, 28, 29 juillet.

30 *juillet*. Amélioration de l'état général.

1er *septembre*. La vision a été meilleure depuis la deuxième cure de deux jours effectuée pendant le mois d'août. La santé générale est considérablement améliorée.

OBSERVATION V. — Mme B.. soixante-cinq ans. Hémorragie maculaire de l'œil droit en juillet 1908.

Le 22 juillet 1909 hémorragie maculaire de l'œil gauche datant de quinze jours. Tension artér. = 22.

Cure prescrite les 26, 27, 28 juillet.

29 *juillet*. Pas d'amélioration. La malade n'a suivi que deux jours la cure et refuse de s'y soumettre à nouveau. Traitement : onguent napolitain, et KI à l'intérieur.

La malade n'a pas été revue.

OBSERVATION VI. — Mme B., soixante-neuf ans. Glaucome de l'œil gauche ayant débuté fin janvier au cours d'une grippe et qui ne fut pas traité.

Je vois la malade pour la première fois le 7 mai 1909, l'état de l'œil est très mauvais, dur. à peine perception lumineuse. Tension artér. = 25.

Traitement : ésérine.

11, 12 *mai*. Deux jours de cure.

17 *mai*. La pupille n'a pas réagi sous l'action de l'ésérine.

18 et 19 *mai*. Cure, demi-bouteille eau de Janos chaque jour.

26 *mai*. Vision moins trouble. pupille à demi contractée, tension art. = 19. L'état oculaire permet d'effectuer en bonnes conditions une iridectomie antiglaucomateuse le 30 *mai*.

OBSERVATION VII. — M. A. Artériosclérose généralisée, tension artér. = 24

Vu en octobre pour troubles visuels, hyperémie de la

rétine et menace de glaucome, hypertention oculaire, a eu plusieurs fois des obnubilations subites, accès de légère diplopie non persistante.

Trois jours de cure.

Au bout du troisième jour, les troubles visuels ont disparu.

Le malade malgré ma défense recommence à boire et à manger (c'est un gros mangeur), les troubles se manifestent à nouveau.

Une nouvelle cure de trois jours les fait disparaitre.

12 *décembre*. Je prescrivis pour l'avenir une purgation et diète tous les quinze jours et suppression du vin, de l'alcool, et réglementation de la nourriture.

OBSERVATION VIII. — M. R., 57 ans. Pas d'affections antérieures sauf une légère bronchite et un peu d'emphysème pulmonaire. Poids 87 kilogrammes. En décembre 1907 le malade éprouve de la difficulté de lire et d'écrire, des maux de tête et des étourdissements. Cet état dure deux mois environ. L'iodure de potassium, les bains de pieds et quelques purgations viennent à bout de cet état.

En 1909, le 24 avril, je constate une hémorragie sous-conjonctivale, qui inquiète le malade. Il a également difficulté de lire et d'écrire, des éblouissements et des maux de tête. Tension artér. = 23.

Traitement KI à l'intérieur, adrénaline en collyre. 11 mai, pas d'amélioration de l'état général, l'œil est guéri. Tension = 25. Urines $16^{gr},80$ de sucre par litre.

Les 12, 13, 14 mai, cure par la purgation et la diète. 17 mai. Amélioration notable de l'état général. Pour la première fois le malade a pu lire sans fatigue, les maux de tête ont disparu. Tension = 23.

Deuxième cure les 20, 21, 22 mai.

27 mai. Poids 82 kilogrammes. Tension = 20.

Depuis cette époque le malade a fait de nouveau deux

cures, et pour abaisser la tension artérielle quelques séances de haute fréquence.

15 septembre. Tension = 19. Poids. 80 kilogrammes.

L'état général se maintient; plus de sucre dans les urines.

OBSERVATION IX. — M. B., 24 ans. Rétinite diabétique, troubles du vitré, impossibilité absolue de lire. Atteint de diabète à l'âge de 21 ans avec 125 grammes de sucre par litre et 6 litres par 24 heures. L'affection oculaire a débuté en janvier 1909. En avril l'analyse donne trois litres et demi par 24 heures avec 68^{gr},50 de sucre par litre.

Traitement par l'huile d'olive. Huit jours après le taux du sucre s'est abaissé à 60 grammes par litre et trois litres et demi d'urine. Le traitement huileux continué n'a pas maintenu l'amélioration. Le 17 mai le sucre était remonté à 75^{gr},50 avec 2 litres et demi d'urine. Tension artér. prise le 17 mai est égale à 22.

Le 18 mai je prescris une bouteille d'eau de Janos, et une demi le 19 et le 20.

Le 21 l'analyse révèle 15^{gr},30 de sucre par litre, l'état général s'améliore de plus en plus.

En juin il y eut une rechute. Le malade n'ayant pas voulu se mettre à la diète de nouveau, le sucre était remonté à 75^{gr},50 avec 3 litres.

OBSERVATION X. — Mme G., 48 ans. Troubles visuels, asthénopie, diabète depuis cinq ans. Urines, 5 litres par jour. Le 18 mai, sucre 58^{gr},50 par litre, tension artér. = 23. Cure les 19, 20, 21 mai.

25 mai. Pas de sucre. Tension = 17.

1er juin. 32 grammes de sucre. Il persiste encore des maux de tête; mais il n'y a plus d'oppression, et la respiration est plus facile. Tension artér. = 20.

Cure les 6, 7, 8 juin.

12 juin, plus de sucre. Tension artér. = 18.

Depuis cette époque le malade suit régulièrement la cure une fois par mois ; les douleurs de tête ont disparu, la malade a maigri de 5 kilogrammes et son asthénopie visuelle a complètement disparu.

OBSERVATION XI. — Mme G., 53 ans. Paralysie du moteur oculaire commun de l'œil droit. ptose de la paupière. diplopie, diabète.

8 juin. Sucre 8 grammes par litre. Tension artér. = 22. Cure les 9, 10, 11 juin.

15 juin. Électrisation, souffle statique pendant dix minutes.

26 juin. Plus de sucre dans les urines, la diplopie et les ptoses ont disparu.

OBSERVATION XII. — M. B., 71 ans. Paralysie du moteur oculaire commun de l'œil gauche ayant débuté vers le 10 juillet 1909.

15 juillet. Analyse des urines 23 grammes de sucre par litre, traitement trois jours de diète et de purgations.

Le quatrième jour le sucre dosé est égal à 7,32.

Traitement général par KI et onguent napolitain. Le 5 septembre, légère amélioration.

Je prévois une deuxième cure du 6 au 9 décembre.

Le malade revu le 25 septembre est complètement guéri depuis huit jours. L'amélioration bien évidente a commencé vers le 10 septembre.

OBSERVATION XIII. — Mme P., 56 ans. Troubles du corps vitré, 2 août. Analyse des urines 10 grammes par litre et par 24 heures. Traitement anti-diabétique et traitement local habituel, ne donnent pas d'amélioration. sucre 8 grammes par litre, 15 grammes par 24 heures.

Le 4 octobre cure de trois jours (diète et purgation tous les jours). Après les trois jours de cure de désintoxication il y avait : urine 920 grammes ; sucre 5 grammes.

La malade très indocile ne veut pas renouveler les cures de trois jours, ni même de deux. Elle consent seulement à se purger une fois par mois et rester à la diète toute la journée. Ne pouvant exiger plus, je me contente de ce minimum.

12 septembre. Volume d'urine 1.550 grammes, sucre 4 grammes.

Malgré le régime mal suivi il y a légère diminution de la quantité de glucose. La tension = 24.

Toutes les personnes, se plaignant plus ou moins de leur vision et soumises pour d'autres causes à la cure par la purgation et la privation des aliments (et vous savez si elles sont nombreuses), m'ont presque toujours déclaré, qu'outre les autres avantages, elles éprouvaient régulièrement un grand soulagement pour leur yeux, et que cette amélioration se manifestait du reste également pour l'ouïe. J'ai eu de ces affirmations une nouvelle preuve très convaincante, il y a deux mois, chez une malade qui fait l'objet de l'observation suivante.

Diabétique très grave (300 grammes de sucre) avec irréparables lésions rétiniennes et anthrax volumineux à l'abdomen, ma malade ne pouvait reconnaître à la lecture que très difficilement les grosses lettres de plus de deux centimètres (le mot *Matin* dans le journal). Quelques jours après, grâce à la cure, elle lisait avec beaucoup plus de facilité des lettres relativement petites de cinq à six millimètres.

Mais voici un cas encore plus suggestif, c'est celui

d'un malade que je soigne en ce moment chez moi,
et que M. le Dr Caussade a bien voulu me laisser
prendre dans son service à l'hôpital Tenon. Ce
malade âgé de 40 ans, ne put pendant près de vingt ans
travailler que cinq ou six mois par an, de sa profession de peintre en bâtiment; le reste du temps, il
demeurait presque ankylosé par des graves et très
douloureux rhumatismes goutteux. Enfin, il a passé
ces deux dernières années dans le lit : l'avant-dernière chez lui, et la dernière au dispensaire Rothschild
et moitié à l'hôpital Tenon. C'est là, comme je viens
de le dire, que je l'ai pris pour le soigner chez moi,
convaincu que ma cure sérieusement appliquée et
répétée devrait probablement amener la guérison.
Mon espérance ne sera certes pas déçue, car déjà les
tophus disparaissent, les jointures se mobilisent, et
aujourd'hui 30 janvier, après une quinzaine de jours
de cure sous mon incessante surveillance, le malade
a pu aller se promener sur le boulevard.

Revenant à la question des yeux, ce malade me
racontait que depuis plus de deux ans, il lui était
matériellement impossible de lire, parce que après
cinq minutes au plus de lecture ses yeux se trou-
blaient, papillotaient et larmoyaient fortement. Il
ressentait alors une cuisson oculaire très pénible qui
le forçait à suspendre immédiatement la lecture.
D'autre part, la mémoire lui faisait de plus en plus
défaut, de sorte qu'il ne pouvait plus rien retenir de
ce qu'il lisait.

Or, actuellement ce malade pour se distraire lit presque toute la journée sans la plus légères souffrance, sans la moindre fatigue et sans le secours de verres correcteurs.

Chers collègues, les observations que je viens de résumer rapidement sont, comme vous le voyez, une démonstration des plus convaincantes de l'immense utilisation que la médecine peut faire de la cure de désintoxication dans les affections des yeux : ce qui est remarquable dans cette méthode c'est son absolue et constante innocuité ajoutée à son influence toujours plus ou moins heureuse et souvent à une efficacité et à une rapidité vraiment extraordinaires. Il ne fait pas de doute que dans l'avenir l'étude de ses applications constitue un des chapitres les plus importants de l'hygiène et de la thérapeutique oculaires. *Société de Médecine*, février 1910.

DIX-NEUF CAS DE DIABÈTE

traités par la méthode de désintoxication.

Chers collègues,

Lorsque l'année dernière j'ai eu l'honneur de vous faire une communication sur la cure du diabète, les observations que je rapportais avaient à ce moment le grave défaut d'être trop récentes pour permettre des conclusions définitives.

Je pense pouvoir commencer à combler cette lacune aujourd'hui que la méthode est expérimentée depuis plus d'un an. Mes conclusions auront, je l'espère, encore plus de valeur parce que le tiers des observations que je présente m'ont été fournies par M. le Dr Leprince, oculiste très distingué à Bourges, qui a déjà appliqué dans sa clinique avec des résultats surprenants la méthode de désintoxication que je conseille.

J'ai, dans une précédente communication sur la désintoxication en ophtalmologie, cité 13 observations qui m'avaient été fournies par ce confrère, sur lesquelles les six dernières intéressent la statistique que je vous présente aujourd'hui. Pour éviter leur répétition fastidieuse, je vous prierai de vous y reporter.

Comme vous voyez, mes chers confrères, sur six cas d'affection oculaire d'origine diabétique, on relève quatre succès complets. Ces succès remontent à huit mois, dans un cas, à sept mois dans deux autres cas, à quatre mois dans le dernier.

Les deux insuccès sont uniquement attribuables à l'indocilité des malades, qui n'ont pas voulu répéter la cure avec l'intensité et la durée nécessaires. Je n'ai pas besoin, je pense, de vous faire noter la gravité exceptionnelle de quelques-uns de ces cas, ainsi que la rapidité et la solidité de leur guérison.

En consultant ma pratique personnelle, je puis vous apporter les résultats du traitement de treize diabétiques dont quatre figuraient déjà dans ma communication du 24 décembre 1908.

Sur ce total j'ai neuf guérisons stables, avec disparition du sucre des urines et le retour à la normale de l'état général. Dans les autres quatre cas j'ai toujours obtenu la disparition brusque et totale du sucre, avec arrêt immédiat de quelque complication que ce soit et avec le rétablissement presque complet de la santé. Mais l'impatience de reprendre trop tôt le régime normal, et les difficultés particulières de l'existence ont déterminé forcément le retour du sucre, mais dans des conditions autrement favorables : comme le prouvent d'abord la grande amélioration de l'état général, et ensuite la facilité à la suppression du sucre dès que le malade se soumet de nouveau à la cure par la privation des aliments et par la purgation pendant des périodes de deux ou trois jours.

Pour ce qui est de la durée des guérisons, elle est dans deux cas de deux ans, dans un cas de treize mois, dans un autre cas de douze mois, dans un de dix mois, dans un de huit mois, dans deux de cinq mois et dans le dernier de deux mois.

Les malades qui n'ont pas obtenu la guérison définitive, parce qu'ils n'ont pas eu le courage de se soigner avec l'intensité et la durée nécessaires, sont au nombre de quatre. Mais, tous sont restés quelques jours, ou plutôt quelques semaines comme guéris après chaque répétition de cure ; et, à l'exception d'un seul, toujours dans des conditions très favorables relativement à leur état précédent.

Voici, rapidement résumées, les observations de ces différents malades :

Les observations I, II, III, IV, V et VI se trouvent déjà dans la communication précédente : *La désintoxication en ophtalmologie*, je n'ai pas besoin de les répéter ici.

OBSERVATION VII. — M. J..., cinquante ans, ancien arthritique obèse, ayant eu plusieurs crises de rhumatisme, surtout lombaire avec lithiase rénale, gène habituelle de la respiration à la plus légère montée, et plusieurs fois des accès de dyspnée suffocante. Il y a plus de deux ans on avait aussi constaté dans ses urines 4 grammes de sucre par vingt-quatre heures. Soumis à la cure de privation d'aliments complétée par la purgation journalière pendant trois jours, il voyait au bout de ce temps disparaître le glucose de ses urines. Homme de forte volonté, il eut la constance et la prudence de répéter plusieurs fois la cure et de vivre plus sobrement. Les crises sont disparues, et il a le bonheur d'avoir récupéré la liberté de ses mouvements et l'aisance de sa respiration.

Observation VIII. — Mme J..., la femme du précédent. Elle aussi un peu obèse, pâle, avec de la gène de la respiration, présentait des urines légèrement sucrées (3 grammes par jour). La cure l'en a facilement débarrassée. Une hygiène plus sévère et le renouvellement de la cure lui ont assuré par la suite une santé satisfaisante.

Observation IX. — M. G..., employé dans un grand magasin, est atteint de diabète, à 100 grammes environ depuis plusieurs années. Soumis à la cure de désintoxication au mois d'avril dernier, il était en trois jours débarrassé de son diabète, sans abandonner un seul instant ses occupations.

Mais au mois d'août, étant en vacances chez des amis, et ayant fait pendant quelques jours un peu de désordre alimentaire, le sucre avait reparu dans ses urines. De son chef, il se remit à la cure qui le guérit aussitôt de son diabète ; et depuis il jouit de la meilleure santé.

Observation X. — M. D..., employé de commerce, cinquante ans, avait depuis quelques années le diabète (60 grammes au moment de ma visite). L'état général était assez bon. Il accepta et exécuta sérieusement la cure, qui le fit maigrir de près de 10 kilogrammes. C'était au mois de janvier 1909. Depuis ce moment il s'est toujours bien porté.

OBSERVATION XI. — Au mois d'avril dernier M. B...,
employé à la Faculté de médecine de Palerme, sur les
conseils de M. le professeur Cervello, membre correspondant de notre Société, s'adressait à moi pour l'aider de
mes conseils dans le traitement d'un dabète, soigné
précédemment par les différentes méthodes, toujours
avec insuccès. Il commença la cure de désintoxication
le 8 avril par un jeûne de cent dix heures. Et la cure
n'était pas terminée dans sa première période, qu'il n'y
avait plus de sucre dans les urines et que l'état général
moral et physique était redevenu absolument normal.
Deux mois après, — comme le malade, étant employé du
laboratoire de physiologie, s'analysait tous les jours ses
urines, — il observa à un certain moment qu'il y avait au
fond du tube à essai une très petite trace de réduction :
et en même temps il éprouva un retour de la sensation
de faiblesse. Sans hésitation il refit trois jours de jeûne.
Et, comme s'il avait remis de l'huile dans une lampe
(c'est son expression), il se sentit si bien et si vaillant
comme dans sa jeunesse. Son poids était descendu de
86 kilogrammes à 69.

Le 13 décembre il m'écrivait : « Il y a sept mois que
j'ai terminé la cure de jeûne et jamais je n'ai plus constaté trace de sucre dans mes urines, tout en pratiquant
chaque jour l'analyse. »

OBSERVATIONS XII et XIII. — Dans sa lettre, le malade
précédent ajoutait que plusieurs personnes de son entourage lui ont demandé des renseignements pour faire la
cure à leur tour. Mais il n'en connaît que deux qui l'ont
appliquée sérieusement et avec le plus complet succès : ce
sont un commandant de vapeur de la Compagnie générale
et un employé des chemins de fer.

OBSERVATION XIV. — M. de H..., quarante-cinq ans. Diabétique depuis quelques années, s'analysant lui-même très souvent ses urines, fut traité par différentes méthodes toujours avec insuccès. Il y a deux mois que j'ai eu l'occasion de le soumettre à la cure de désintoxication. Dès le troisième jour il n'avait plus de sucre dans les urines. Et depuis, la guérison se maintient.

OBSERVATION XV. — Cette observation est la continuation de l'obersation V de ma précédente communication — cure du diabète — se rapportant à une dame du Perreux, que j'ai soignée en novembre 1908 de diabète à 90 grammes avec la grave complication de gangrène de la moitié antérieure du pied. Je me permets de rappeler que la gangrène fut immédiatement arrêtée, limitée à la chute de deux petites escarres de la peau des deuxième et troisième doigts du pied, et que la malade était complètement guérie en moins de deux semaines.

J'ai revu cette malade ces derniers jours ; j'en ai analysé les urines, et j'ai appris avec satisfaction que la guérison ne s'est jamais démentie depuis treize mois.

OBSERVATIONS XVI, XVII et XVIII. — Ces observations correspondent aux observations II, III et IV de ma communication sur la cure du diabète faite le 23 décembre 1908. Je ne vous les répéterai pas. Ces malades à 100, 200 et 300 grammes de sucre s'étaient complètement rétablis sous l'influence du traitement. Mais les trop grandes atteintes à la durée et à la modération du régime ont favorisé le retour du diabète, qui pourtant redisparaissait facilement dès que le malade se remettait sévèrement à la cure de privation.

Ces derniers jours, le malade qui fit l'objet de la IIIe observation présenta avec 150 grammes de sucre un commencement d'anthrax à la région interne de la cuisse droite. La tuméfaction avait la grosseur d'une grosse noisette. Le malade ayant pratiqué une cure sévère de quatre jours, le sucre était de nouveau disparu et, l'anthrax s'étant ramolli, on put obtenir la guérison en quelques jours sans la plus légère complication.

OBSERVATION XIX. — Il y a trois mois, j'ai eu l'occasion de donner mes soins à une dame de 60 ans, un confrère à New-York. Venue expressément à Paris pour se faire soigner d'une grave ambliopie par M. le D' Trousseau, qui lui conseille d'abord des soins médicaux. Cette pauvre dame avait un diabète de 300 grammes de sucre avec un état général déplorable. L'intelligence même était parfois obscurcie. La malade présentait, en même temps, deux anthrax, dans la région abdominale : l'un à droite l'autre à gauche de l'ombilic. Le second complètement livide, cyanosé, avait la grosseur d'un poing. Le teint de la face étai bistré. Vous pouvez juger par ces rapides renseignements quelle était la gravité du cas.

La malade accepta, quoique avec beaucoup de scepticisme, de rester trois jours au jeûne absolu et à la purgation journalière. Au bout de ce temps, toute émerveillée, elle eut la satisfaction de constater que le sucre était disparu de ses urines (l'analyse avait été faite par M. Leclerc, le pharmacien de la Madeleine, et répétée par moi). La vision avait presque doublé, et l'état général s'était considérablement amélioré. Les anthrax ont commencé à bien se limiter dans les tissus sains, et à se ramollir. Mais la malade étant gourmande et très volontaire, voulut manger malgré mes conseils, et le sucre revint, quoique en modestes proportions, relativement à l'état précédent. Grâce aux répétitions de la cure, il y eut des alternatives de disparition et de retour du sucre dans les urines, et pendant ce temps l'état général continua à s'améliorer. Les deux anthrax marchèrent à la guérison ; le petit dis-

parut sans s'ulcérer. Quant au gros, les tissus déjà mor-
tifié rapidement séparés des parties saines, se sont éliminés par sphacèle en moins d'un mois sans déterminer
la moindre ascension fébrile ou toute autre complication.

Malheureusement la malade, esclave de ses habitudes
alimentaires n'eut pas le courage de rester suffisamment
au régime du jeûne et alimentation restreinte, et elle ne
s'est donc pas débarrassée de manière définitive de son diabète, qui persiste, mais beaucoup plus léger.

Avant de tirer de ces observations les conclusions
encourageantes qu'elles comportent, je tiens à ajouter quelques indications utiles pour l'obtention plus
rapide et plus solide de la guérison des diabétiques.
Ces indications consistent dans la nécessité absolue
de répéter de temps en temps les périodes de cure en
imposant dans leur intervalle, de plus en plus espacé,
un régime de restriction alimentaire.

Pour cela, j'ai l'habitude de compléter la première
période de 3-4 jours par une semaine de régime
lacté à la dose de un litre à un litre et demi, pas
davantage. Ensuite malgré l'état régulièrement bon
de mon malade, je fais refaire une cure de 3-4 jours,
à laquelle je fais suivre une ou deux semaines de
régime végétarien, qui donne au malade la satisfaction de remplir suffisamment l'estomac, mais qui en
réalité constitue encore une alimentation insuffisante afin de continuer à obliger l'organisme à vivre
en partie sur ses réserves, et brûler ses mauvais
déchets. Je réalise ce but en prescrivant les menus
de la façon suivante :

Le matin, café ou thé sans lait (une ou deux fois).

A midi, un potage julienne, une salade abondante une ou deux pommes ou poires.

Une infusion de thé ou de tilleul à quatre heures.

Le soir, même menu que le midi.

Comme boisson, de l'eau ou des infusions quelconques à volonté.

Dans certaines conditions particulières, je permets quelques dizaines de grammes de pain, ou un plat de légumes. J'augmente progressivement les doses alimentaires après chaque répétition de la cure, en me guidant sur l'analyse des urines. Depuis que je prescris ce régime, les guérisons stables de mes malades se réalisent beaucoup plus rapidement, sans rechutes décourageantes.

Je tiens aussi à signaler l'erreur funeste de ceux qui considèrent le lait comme très nuisible dans la cure du diabète. C'est une erreur de porter semblable jugement, basé sur l'interprétation fausse d'un fait. Il est bien vrai que le diabétique soumis à la cure du lait émet presque toujours, mais seulement pendant quelque temps, une quantité plus grande de sucre. De là, la conclusion que le lait est nuisible dans le diabète. Une telle déduction est le résultat d'une réflexion trop superficielle. On ne ferait pas autrement si dans la courbature on jugeait nuisibles le repos et la chaleur, parce que ces moyens provoquent une plus abondante décharge uratique. Dans notre cas le lait ne fait qu'accélérer l'expulsion du sucre anormal qui gêne les tissus, soulage les fonctions hématopoiétiques, et contribue plus promptement à la guérison, si on ne commet pas la faute d'accabler les fonctions hématopoéitiques par la quantité de lait excessive, supérieure à la capacité comburante du foie.

Comme vous voyez, mes chers collègues, ce sont des faits bien nets que je vous apporte. Joints aux résultats que j'avais précédemment annoncés, ces faits m'autorisent une fois de plus à affirmer avec la force que donne la certitude que le diabète, non symptomatique d'une lésion organique, doit être considéré à l'avenir comme une des maladies les plus faciles et les plus rapidement curables, même quand il présente les plus graves complications. (*Société de thérapeutique, janvier* 1910.)

Je possède aussi une abondante moisson de faits pour des études sur l'érysipèle, sur les manifestations goutteuses, sur les complications urémiques, etc. Les résultats ont toujours dépassé mes prévisions les plus optimistes. Je soumettrai incessamment ces recherches au jugement de mes confrères.

Pour le moment, je tiens à ajouter quelques mots au point de vue purement hygiénique.

Comme j'ai eu l'occasion de le dire précédemment, à la suite de la cure de désintoxication suffisamment prolongée et quelquefois répétée on a la satisfaction de se sentir réellement rajeuni. La digestion s'effectue plus aisément, la respiration devient plus légère, les mouvements plus agiles, la vue et l'ouïe s'améliorent. Mais, ce que j'ai toujours eu l'occasion d'apprécier au-dessus de tout, c'est la vigueur incomparable qu'acquièrent la pensée et l'action. On est vraiment étonné de la lucidité d'esprit éprouvée après une cure plus ou moins prolongée, par laquelle s'effectue une réelle désintoxication cérébrale.

Je suis persuadé qu'il n'existe pas de moyen plus facile, plus rapide et plus énergique pour combattre la distraction, la somnolence et la paresse cérébrale. Pour mon compte, lorsque, en certaines périodes d'aboulie, j'ai besoin de m'appliquer sérieusement au travail, qui presse, je sais qu'il me suffit de faire quelques jours de cure pour récupérer les modestes moyens intellectuels qui me sont normaux.

Il est naturel que tant d'enthousiasme au sujet de l'influence du jeûne et de la purge scientifiquement appliqués dans l'évolution de si nombreux et si différents états physiologiques et pathologiques fasse penser immédiatement à de l'exagération, ou au moins à de l'imparfaite observation des faits, puisqu'il n'existe certes pas en médecine une méthode ou un traitement auxquels on puisse attribuer une action aussi énergique et aussi étendue contre la menace et contre les ravages de tant de maladies.

Je comprends mieux que quiconque cette méfiance

bien explicable, contre laquelle j'ai lutté longuement moi-même, dans la crainte d'être victime d'une
autosuggestion, mais dont lentement je me suis
départi en présence de l'éloquence persistante des
faits.

D'autre part, la méthode que je soumets au jugement de mes confrères n'est pas le traitement d'une
ou de plusieurs maladies, mais c'est un élément général de cure, comme le repos, le séjour dans un milieu
sainement aéré, et comme l'est en chirurgie, depuis
quelques années seulement, l'antisepsie, qui a étendu
si largement et si sûrement le domaine de l'intervention opératoire. Et bien, le repos, l'air pur, l'antisepsie chirurgicale ne sont pas les méthodes de traitement d'une plutôt que d'une autre maladie, mais
ils sont toujours une condition nécessaire, sinon
indispensable, pour l'évolution rapide et favorable
de toutes. Il en est absolument de même, et certes,
pas avec moindre importance, du jeûne non séparé
de la purgation ; moyens qui, réunis et scientifiquement maniés, constituent vraiment ce que sans
crainte d'exagération nous pouvons appeler l'antisepsie interne.

L'avenir prouvera, je n'en doute pas, que son importance, son efficacité, l'étendue de son action, ne
seront certes pas inférieures à celles de l'antisepsie
externe. Comme celle-ci en chirurgie, l'antisepsie
interne provoquera en médecine la révolution par
plusieurs pressentie et par tous attendue, révolu-

tion nécessaire qui doit restituer à la pratique médicale la légitime confiance et la place élevée que lui ont mérité les grands progrès des sciences médicales.

Février 1910.

TABLE DES MATIÈRES

ÉVREUX, IMPRIMERIE CH. HÉRISSEY, PAUL HÉRISSEY, Succr

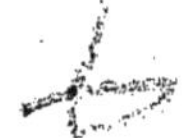

www.ingramcontent.com/pod-product-compliance
Ingram Content Group UK Ltd.
Pitfield, Milton Keynes, MK11 3LW, UK
UKHW022101120726
13694UKWH00001B/275